# HEALTH PSYCHOLOGY

Scenario-Based Learning for Health Promotion and Disease Prevention

IN ACTION

実践！

# 健康心理学

シナリオで学ぶ健康増進と疾病予防

日本健康心理学会［編集］

北大路書房

# まえがき

　本書は，健康支援に関わる方々や学習者の皆さんに，健康心理学を活用していただくために編まれた，健康心理学の実践案内です。健康心理学は，心身の健康の維持・増進に有用な手段を提供できる学問ですが，現場へのその浸透は，いまだ道半ばといえます。現場でのいっそうの活用を後押しするため，本書をお届けいたします。

　第一部の実践編では，健康心理学の視点と方法論が役立つ状況をシナリオ形式で例示し，対応の仕方を解説していきます。第二部の理論編では，背景理論を説明します。また全編に，現場実践を語るコラムを配し，巻末付録として健康心理士の資格案内を付けました。

　健康の支援や指導に携わる方には，具体的な関わり方の実践案内となります。健康関連の教育に携わる方は，演習の授業などで実例を解説したり議論したりするのに役立ててください。大学生，大学院生の方には，健康心理学とはどんな現場で何をして，どのような結果が期待できるのか，具体的なイメージを育む手がかりを提供します。健康心理士の資格をお持ちの方にとっても，自身の専門性を再認識し，活動範囲の拡大とさらなる学びへの契機となるでしょう。

　実際のところ，健康心理学を実践する立場は多様です。健康心理学を修め，健康心理士の資格などを取得して健康関連の仕事に就く場合があります。また，公認心理師として心理専門職の任を果たす方が，健康心理学を強みとして業務に活かす場合もあります。さらに，健康関連の多様な職業の専門職の方が，健康の維持・増進の指導や治療に健康心理学的なアプローチを導入して，効果を高めようとする場合もあります。本書で取り上げた以外にも，活用の可能性は潜在しているでしょう。本書が健康心理学活用の入り口となって，次の可能性につながることを願っています。

　実践編では，事例呈示に続けて，課題の整理，支援のポイント，支援実施中と実施後の予想や期待を説明し，最後に健康心理学の眼で，関わる際の姿勢，注意点，課題などを述べます。

　本書は，読者の使いやすさを考えて3つの工夫を織り込みました。1つ

目は，シナリオで実践的な場面が思い浮かぶようにしたことです。2つ目は，演習授業の便宜を考えて，シナリオページの最後にディスカッションのポイントをあげたことです。3つ目は，これらの問いに対応するヒントや回答例を，本書を出版する北大路書房のホームページに掲載するようにしたことです。各ページに掲載したQRコードからアクセスしてください。手に取れる紙の本の良さと，web環境の柔軟性や広がりという良さを組み合わせました。

　理論編では，健康心理学の基本的な理論を，初学者にもわかりやすく解説します。実践編と行き来して参照してください。

　コラムでは，健康心理学を実践する体験や展望を語ります。健康に関わる多様な専門の方々が，健康心理学を活用していけるよう具体的に助言し，健康心理学を現場に活かす活動の魅力や手応えを伝え，今後の課題と可能性へのメッセージを届けます。

　巻末付録には，日本健康心理学会の健康心理士資格に関する資料を付けました。何をどう学び，どのような手続きをとると健康心理士資格が取得できるかがわかります。学びの証左や励みとして，資格の取得を目指したい人を応援します。用語解説や引用文献は，さらなる学びに役立ててください。

　本書は，健康心理学に何ができるのかを具体的に示し，その専門を修めたうえで健康心理士がどう働いているかを知らせて，健康心理学の実践の裾野の広がりと可能性を社会に伝えていくことを意図しています。日本健康心理学会が本書の編集にあたり，実践に関連の深い健康心理士会運営委員会と研修委員会の委員らが編集委員を務めています。研修会などの学会企画での活用も考えていますので，技術を直接習ってみたい，実践の腕をより磨きたいとお考えの方は，どうぞご参加ください。学会に入会いただくと新しい情報に触れることができ，研究交流の場としても活用いただけます。

　本書が健康心理学の実践への関心を高め，実践を支援する体制づくりの一助となれば幸いです。

2022年10月吉日

『実践！健康心理学』編集委員会

編集委員長：田中共子
編 集 委 員：石川利江・畠中香織・松田チャップマン与理子・
　　　　　　山本恵美子（五十音順）

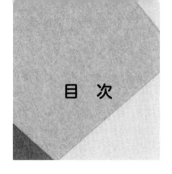

**目　次**

まえがき　i


第一部　［実践編］シナリオから考える健康心理学の実践


# 1　医療の場から生活者を支える　2

## 1-1　慢性疾患（糖尿病）の患者の日常を支える ……………… 2
シナリオ／(1)課題の整理／(2)支援のポイント／(3)支援実施中・後の予想・期待／(4)健康心理学の眼から

## 1-2　小児ぜんそくの患児と保護者を支援する ……………… 6
シナリオ／(1)課題の整理／(2)支援のポイント／(3)支援実施中・後の予想・期待／(4)健康心理学の眼から

## 1-3　アレルギー治療に健康心理学のアプローチを ……………… 10
シナリオ／(1)課題の整理／(2)支援のポイント／(3)支援実施中・後の予想・期待／(4)健康心理学の眼から

## 1-4　禁煙を成功させたい・続けたい人に ……………… 14
シナリオ／(1)課題の整理／(2)支援のポイント／(3)支援実施中・後の予想・期待／(4)健康心理学の眼から

## 1-5　不妊に悩む人のために ……………… 18
シナリオ／(1)課題の整理／(2)支援のポイント／(3)支援実施中・後の予想・期待／(4)健康心理学の眼から


# 2　在宅への移行で新たな生活を始める　24

## 2-1　体の病気と共に暮らす ……………… 24
シナリオ／(1)課題の整理／(2)支援のポイント／(3)支援実施中・後の予想・期待／(4)健康心理学の眼から

## 2-2　リハビリはどうしたら続けられるのか ……………… 28
シナリオ／(1)課題の整理／(2)支援のポイント／(3)支援実施中・後の予想・期待／(4)健康心理学の眼から

## 2-3　在宅介護者が倒れてしまわないために ……………… 32
シナリオ／(1)課題の整理／(2)支援のポイント／(3)支援実施中・後の予想・期待／(4)健康心理学の眼から

## 3　地域に健康な暮らしの場を創る　　　38

### 3-1　高齢者がコミュニティで活躍する方法 ················· 38
シナリオ／(1)課題の整理／(2)支援のポイント／(3)支援実施中・後の予想・期待／(4)健康心理学の眼から

### 3-2　子育て支援の最前線で実践したいこと ·············· 42
シナリオ／(1)課題の整理／(2)支援のポイント／(3)支援実施中・後の予想・期待／(4)健康心理学の眼から

### 3-3　災害時と復興の過程でできること ················· 46
シナリオ／(1)課題の整理／(2)支援のポイント／(3)支援実施中・後の予想・期待／(4)健康心理学の眼から

### 3-4　コロナ禍で自分の健康を守る ··················· 50
シナリオ／(1)課題の整理／(2)支援のポイント／(3)支援実施中・後の予想・期待／(4)健康心理学の眼から


## 4　仕事の場をもっと健康に　　　56

### 4-1　勤労者のヘルスプロモーションを立ち上げる ··········· 56
シナリオ／(1)課題の整理／(2)支援のポイント／(3)支援実施中・後の予想・期待／(4)健康心理学の眼から

### 4-2　リーダーが若者の指導と人材育成に悩むとき ··········· 60
シナリオ／(1)課題の整理／(2)支援のポイント／(3)支援実施中・後の予想・期待／(4)健康心理学の眼から

### 4-3　福祉職のセルフケア ···················· 64
シナリオ／(1)課題の整理／(2)支援のポイント／(3)支援実施中・後の予想・期待／(4)健康心理学の眼から

### 4-4　復職支援を進めるために ··················· 68
シナリオ／(1)課題の整理／(2)支援のポイント／(3)支援実施中・後の予想・期待／(4)健康心理学の眼から


## 5　教育サービスの担い手として　　　74

### 5-1　大学生をもっと健康に ···················· 74
シナリオ／(1)課題の整理／(2)支援のポイント／(3)支援実施中・後の予想・期待／(4)健康心理学の眼から

### 5-2　健康ハイリスク集団としての留学生のケア ············ 78
シナリオ／(1)課題の整理／(2)支援のポイント／(3)支援実施中・後の予想・期待／(4)健康心理学の眼から

### 5-3　小中高生の健康を支援する ·················· 82
シナリオ／(1)課題の整理／(2)支援のポイント／(3)支援実施中・後の予想・期待／(4)健康心理学の眼から


## 6　健康のために情報化を活用する　　　88

### 6-1　遠隔カウンセリングの活用を考える ··············· 88
シナリオ／(1)課題の整理／(2)支援のポイント／(3)支援実施中・後の予想・期待／(4)健康心理学の眼から

### 6-2　e - ヘルスの可能性を拓く ··················· 92
シナリオ／(1)課題の整理／(2)支援のポイント／(3)支援実施中・後の予想・期待／(4)健康心理学の眼から

### 6-3　スマホ依存を防ぐには ···················· 96
シナリオ／(1)課題の整理／(2)支援のポイント／(3)支援実施中・後の予想・期待／(4)健康心理学の眼から

# 7　最前線の職業人を健康に　102

## 7-1　こういう看護師は燃え尽きない　102
シナリオ／(1)課題の整理／(2)支援のポイント／(3)支援実施中・後の予想・期待／(4)健康心理学の眼から

## 7-2　多忙な医師（研修医）の健康を守る　106
シナリオ／(1)課題の整理／(2)支援のポイント／(3)支援実施中・後の予想・期待／(4)健康心理学の眼から

## 7-3　教師が健康でいるために　110
シナリオ／(1)課題の整理／(2)支援のポイント／(3)支援実施中・後の予想・期待／(4)健康心理学の眼から

## 7-4　消防士が心のダメージから回復するには　114
シナリオ／(1)課題の整理／(2)支援のポイント／(3)支援実施中・後の予想・期待／(4)健康心理学の眼から

## 7-5　介護専門職者が健康でいる心得とは　118
シナリオ／(1)課題の整理／(2)支援のポイント／(3)支援実施中・後の予想・期待／(4)健康心理学の眼から

## 7-6　外国人ケアワーカーとの協働文化を創るには　122
シナリオ／(1)課題の整理／(2)支援のポイント／(3)支援実施中・後の予想・期待／(4)健康心理学の眼から

## 7-7　医療者の医療安全のためにできること　126
シナリオ／(1)課題の整理／(2)支援のポイント／(3)支援実施中・後の予想・期待／(4)健康心理学の眼から

## 第二部　[理論編] 健康心理学の理論

### 1　生物心理社会モデル　134
(1)生物医学モデル／(2)生物医学モデルと生物心理社会モデル／(3)生物心理社会モデルと健康づくり

### 2　健康心理アセスメント　140
(1)健康心理アセスメントとは／(2)アセスメントツールに必要な条件／(3)健康心理アセスメントの例：QOLおよびストレスについて／(4)集団を対象とした健康心理アセスメント

### 3　健康心理カウンセリング　146
(1)健康心理カウンセリングの基盤／(2)カウンセリングと健康心理カウンセリング／(3)健康心理カウンセリングの対象／(4)健康心理カウンセリングの基本的スキル／(5)健康心理カウンセリングの進め方／(6)健康心理カウンセリングの理論と方法

### 4　健康教育の理論　154
(1)集団を対象とした理論・モデル／(2)個人を対象とした理論・モデル

**巻末付録　健康心理士**　161

**用語解説**　167

**引用文献**　181

**索　引**　191

コラム
**A**　　健康心理学を活用する専門職　● 体験談とメッセージ ●

Column A-1　看護師　患者の行動理解と看護ケアに役立つ健康心理学 ……………… 22
Column A-2　薬剤師　健康心理学の視点を服薬支援＆健康サポートに活かす ……… 23
Column A-3　社会福祉士　健康増進とコミュニティソーシャルワーク …………… 36
Column A-4　非営利団体・療育者　健康心理学に基づいたポジティブな発想の大切さ ⋯⋯ 37
Column A-5　保健師　健康心理学を活用した地域の人々への支援 ……………… 54
Column A-6　公務員・行政職　健康心理学を活かした自治体専門職としての実践と展望⋯⋯ 86
Column A-7　管理栄養士・栄養士　栄養学と健康心理学を統合した食行動変容の支援 ⋯⋯100
Column A-8　公認心理師　エビデンスに基づく健康心理学の実践 ……………………101
Column A-9　理学療法士　セラピストの振る舞いは健康心理学が基本 ……………131

コラム
**B**　　多職種連携の場における健康心理学　● その活用，課題，可能性 ●

Column B-1　コミュニティ　研究者：ヘルスプロモーションの実践 ……………………… 55
Column B-2　企業　研修講師：働く人を対象にした健康教育の実践の場 ……………… 72
Column B-3　自治体　第 1 種衛生管理者：自治体における復職支援活動 ……………… 73
Column B-4　学校　健康心理学の理念に基づく学校での多職種連携への期待 ………………… 87
Column B-5　病院　医療で活躍する心理職に必要な条件 ………………………………130

さあ，ディスカッション！の
ヒント（全文）はこちら →

＜凡例＞
・本文中の太字（★付き）は，巻末の用語解説に記載されている用語である。
・本文中の上付き数字 1，2…は引用文献を示し，巻末にまとめて掲載している。

# 第一部
## ［実践編］
# シナリオから考える
# 健康心理学の実践

　健康心理学はどんな場面で実践できるのでしょう。どんなことに使えるのでしょう。また，実践の様々なケースに対して何をどう判断し，どんなことをすればよいのでしょうか。第一部では，これらの問いに具体的に答えていきます。

　事例をみれば，日常生活で使える場面がたくさんあることに気づくでしょう。医療の場でも家庭でも役に立ちますし，地域生活にも活用の機会が見つかります。仕事の場も，学校などの教育サービスの場も，もっと健康にできます。健康に関連する仕事に従事する方々は，ご自身でも健康心理学を使ってください。そして本書のコラムを通して実践者たちと経験を共有してほしいと思います。

　それでは，健康心理学の実践者の世界の扉を開きましょう。

# *1* 医療の場から生活者を支える

## 1-1 慢性疾患（糖尿病）の患者の日常を支える

糖尿病患者への心理学的支援

シナリオ

Aくん（10歳男児，139.2cm，34.8kg）はこれまで大きな病気もなく，活発に過ごしてきました。将来の夢はプロサッカー選手です。しかし2週間ほど前から突如，喉の渇き，頻尿，だるさなどの症状が出現し，目に見えて痩せてきました。心配した両親が近くの病院に連れていくと，血糖値が非常に高く即入院が必要であり，しばらくは血糖コントロールのために入院を続ける必要があると言われました。その後の精密検査の結果，Aくんは1型糖尿病と診断されました。医師からインスリン自己注射を生涯続けていかなければならないことを伝えられると，母親は泣き崩れ，Aくんも状況がつかめないまま涙ぐんで話を聞いていました。

Bさん（46歳女性，157.3cm，76.1kg）は，夫と二人の息子の四人暮らし。4年前に2型糖尿病と診断されました。2か月に1回，定期通院しています。インスリンの効きを良くする飲み薬などを服用していて飲み忘れはないようです。血糖コントロールの指標であるHbA1cは8.4%と治療目標より高い値が続いており，ここ半年で体重が6kg増加していました。そこで最近の生活の様子を聞くと「これまでは食事に気をつけていたけど，家事や仕事のストレスが溜まり，夕食でドカ食いしたり，寝る前にお菓子を食べたりすることが増えた。セルフモニタリングを目的とした血糖自己測定は，高い数値が出ると罪悪感で落ち込むので測定しなくなった」と言います。そして「ダメだってわかってるけど食べちゃう。我慢しないと……とは思うけど，意志が弱いんです」と語りました。

## （1）課題の整理

　Aくんは若年発症の1型糖尿病の事例である。1型糖尿病は自己免疫性や特発性の疾患で，インスリンを生成・分泌する細胞が破壊されるため，生涯にわたりインスリンを体外から投与する治療が必要になる[1]。心の準備もなく，突如，生涯付き合っていかなければならない病気を宣告されたAくんは十分に状況を理解できておらず，Aくんの母親もショックを受け混乱している状態である。Aくんだけでなく，家族への支援も求められる。

　Bさんは成人の2型糖尿病の事例である。2型糖尿病は，インスリン分泌低下・インスリン抵抗性をもたらす複数の遺伝因子に，過食・運動不足など

の環境要因や加齢が加わり発症する[1]。治療としては食事療法や運動療法，または薬物療法（飲み薬や注射薬が使われる）がある。Bさんはこれまで食事に気をつけて生活しており，自身の問題点にも気づいている。しかしストレス対処に失敗していて，セルフケアを実行できていないことに罪悪感を覚えている。血糖値のモニタリングも中断し，食事療法を遂行する自信をなくしている。本人の治療意欲や動機を引き出す支援が必要である。

## （2）支援のポイント

### 1）チームで行う糖尿病の心理学的支援

　糖尿病の治療は多職種のチームで行われる。心理学的支援（図 1-1）は多くの職種が連携・協働する中で行われる。個別の支援のほか，患者同士の交流が生まれるグループで行うことが効果的な場合もある。

### 2）慢性疾患と生きる子どもと家族を支援する

　Aくんの事例では，診断に対する反応（心理状態）をアセスメントする必要がある。その際，Aくんの様子だけでなく母親の動揺を含めた家族全体の様子を捉えることが重要である。患児が思春期以前の場合は，親が糖尿病をどう受け止め，子どもにどのように説明しているかを確認する。親の混乱は家族危機のサインであり，家族全体を支援することが必要となる[2]。

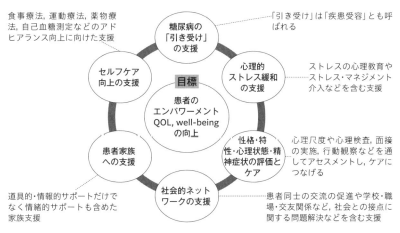

**図 1-1　糖尿病の心理学的支援**

　診断直後の動揺は，時間が経ち，必要な知識やセルフケアの技能を習得していくにつれ安定してくることが多い。まずは，気持ちを整理するための声掛けや面談，感情を表現できる場を提供する。次に病気の知識や療養のスキルを指導し，今後の見通しや，病前と変わらずにできることなどの情報も伝えていく。その後，糖尿病を心理的に「引き受け」[3] られるようになってきたら，低血糖対策などさらなる療養方法を伝達していく。

　また，可能なら同年代の患児との交流を検討する。1型糖尿病は有病率が低く周囲に理解されにくい。孤独を感じたり学校生活や友人関係でトラブルが生じたりする場合もあるため，社会的ネットワークの支援も重要である。

### 3）慢性疾患と生きる人の日常を支援する

　1型・2型共に治療目標は，セルフケアを実行して血糖コントロールを維持することで合併症を予防し，生活の質（quality of life: QOL）を高く保つこととされる[4]。Bさんが将来的に合併症を予防し，well-beingな状態を維持できるよう，患者をエンパワーメントし，セルフケアを実行しやすくするための支援が必要である。Bさんはセルフケアの必要性を理解しているようだが，行動に結びついていない。こうしたケースに脅威喚起や説得による指導が行われることがあるが，行動変容には至らないことが多い[5]。

　そこで，Bさんにはまず，安心して心情を話せる対等な関係が必要であることを押さえておくべきである。ラポールを築き，仕事を含めた日常の様子，家族関係等について丁寧に聴く。あわせてBさんの考えや信念，人生における価値などについても教えてもらう。そのうえで協働的に治療目標を確認し，本人とできることを検討しながら計画を立て実行していく。この支援の過程には，**動機づけ面接**\*やコーチング，認知行動療法などの技法を活用することができる。

　またBさんの場合，ストレスへの対処について話し合うことも有益だろう。健康心理学の知識を用いてストレスの心理教育を行ったり，健康行動を妨害する情動への適応的な対処を考えることも役に立つ。

## （3）支援実施中・後の予想・期待

　糖尿病の治療主体は，医療者ではなく患者であることを念頭に置いて関わることが重要である。医療者が患者のことをいくら心配しても，患者が実行

しようと思わなければ糖尿病の療養は実現しない。良好な関係を築き，会話の中から本人の強みや努力を探り，患者自身の主体的な動機を引き出す関わりを持てるかどうかが支援者の腕の見せどころである。Ａくんと親が各々の心理的混乱に適切に対処して知識や技能を身につけることができれば，またＢさんが自らの強みや価値に気づくことができれば，支援の効果は期待できる。

　糖尿病患者であることは，アイデンティティの確立や，友人・異性関係，就職，仕事の選択，結婚，出産などのライフイベントに関係していく。また，一度セルフケアが身についたとしても，意欲低下や実行度の低下が生じることもある。いつでも気兼ねなく相談できる関係性を構築しておきたい。

## （4）健康心理学の眼から

　糖尿病の治療は日常の生活に密着しているため，生活のあり方に沿った治療の工夫がいる。生活習慣には，生育歴，過去の経験，対人関係の持ち方，個人の信念や価値観などが反映されている。適した支援を提供するには，その人をまるごと知ろうとする肯定的関心と，深い共感的理解，そして行動変容の専門知識が必須である。糖尿病の治療で心理学的支援が求められる理由はここにある。画一的な治療ではうまくいかない。患者と関わりながら，その人の健康のあり方を共に考えていく姿勢が必要である。

---

> Discussion
> ## さあ，ディスカッション！
>
> ヒントはこちら →　
>
> 以下について考えてみましょう。
> 1）糖尿病の医療チームにはどのような職種の人がいるだろうか。各々の仕事や役割を整理し，心理学的支援がどこに含まれているかを考えよう。
> 2）Ａくんと親が退院後に直面するだろう課題を考えてみよう。あわせて，同じ病気の人と交流することに，どのような意義があるかも考えよう。
> 3）Ｂさんの「ダメだってわかってるけど食べちゃう。我慢しないと……とは思うけど，意志が弱いんです」にどう返答すべきか考えよう。好ましい例と，あえて悪い例も考え，比較して注意すべき点を整理しよう。

# 1-2　小児ぜんそくの患児と保護者を支援する

　Aくん（3歳2か月男児）は，2歳10か月のときに小児科クリニックで小児ぜんそくと診断され，1日1回（夕）の内服薬を継続的に処方されていました。これまでに入院歴はなく，ぜんそく以外のアレルギー疾患の罹患はありません。保護者が薬を管理し，2か月近く内服薬を継続しましたが，ぜんそくの急性増悪（発作）症状がないことから，保護者はAくんが3歳になった頃から内服薬を与えるのをやめ，クリニックにも通わなくなりました。

　内服薬をやめてからしばらくは状態が維持されていましたが，秋への季節の変わり目であったこと，台風到来による気圧の変化によって，Aくんはぜんそく発作（中発作）を起こし，総合病院に入院となりました。保護者は医師に，「しばらく発作が起こっていないので，クリニックでもらっていた薬は飲ませるのをやめました。Aの苦しそうな姿を見て心配です」と言っていました。

　入院加療によってAくんの状態は改善しました。保護者は医師から「お家に帰ってから毎日使う薬ですが，今まで使っていた飲み薬だけでなく，吸入ステロイド薬も使って様子をみていきましょう」「退院後しばらくはクリニックではなく，こちらの病院に通ってもらい，今後の状態と治療を確認していきます」と説明を受けました。

　退院後，初回外来を受診し，保護者は「飲み薬も吸入薬も，効果が出ているのかわかりません」「飲み薬も吸入薬も夕食後に使用していますが，バタバタしていて時々忘れることがあります。うがいをさせに洗面所に行かせることも大変」と，薬剤の効果が出現していないことへの不安と，忙しい中で薬を継続することへの大変さを口にしています。

## （1）課題の整理

　今回の事例は，ぜんそくと診断されて，まだ日が浅い時期の患児とその保護者のケースである。幼児期にある患児の場合，与薬をはじめとする疾患の管理行動は，保護者が患児に代わってその役割を担うが，慢性疾患であるぜんそくの病気・治療に対して，保護者の正しい理解が得られていない可能性が考えられる。

　内服を自己中断した結果，ぜんそく発作が出現し，入院加療を余儀なくされた。診断直後において，ぜんそく症状の急性増悪はなかったことから，治

療に対する動機づけが低かった可能性が考えられる。しかし，症状出現時においては，診断直後の無症状期よりも，治療の継続に対する動機づけが高まることも考えられる。

退院後においては，治療効果を実感できないという発言から，ぜんそく治療の目的を正しく理解できていない可能性が考えられる。また，保護者には，育児・仕事等と治療を両立し，継続していくことが求められるが，多忙な中では，故意でなくとも服薬を忘れてしまう可能性が高い。

## （2）支援のポイント
### 1）疾患と治療に関する保護者の理解を促す教育

今回の事例では，保護者が患児への与薬を自己中断したことが，患児の急性増悪・入院につながったと考えられる。保護者のぜんそくの病態およびぜんそく治療に関する基本知識の理解不足，与薬の必要性の認識不足がみられる。

小児ぜんそく治療薬には，急性増悪（発作）時に使用する「発作治療薬」と，慢性炎症を抑え，発作を予防するために使用する「長期管理薬」の2種類がある。ぜんそくの病態と治療のつながりを患児と保護者が理解できるように，医師と連携しながら教育支援を実施することが重要である。

小児ぜんそくの場合，保護者にのみ患者教育を行うのではなく，成長発達に伴う患児による自己管理の自立に向けて，患児の発達段階に合わせた教育も重要となる（表1-1）。

表1-1　小児ぜんそくにおける患者教育のポイント

| | 診断早期 | 長期管理 |
|---|---|---|
| 患者教育のポイント | ・動機づけ教育<br>・医療者−患者（保護者）間のパートナーシップの構築 | ・定期的かつ継続的な患者教育（評価）<br>・自己効力感の向上（称賛，成功体験など）<br>・セルフケアの継続 |
| 患者教育内容 | ・ぜんそく知識の提供<br>・環境整備の指導<br>・服薬指導 | ・ぜんそく知識の確認<br>・環境整備の指導<br>・服薬指導（服薬状況・吸入スキルの確認／継続支援）<br>・ストレスマネジメント支援 |

## 2）診断時からの時間経過と症状出現状況に合わせた動機づけ支援

　今回の事例は，ぜんそくと診断されてから約4か月後のことであり，診断早期にあるといえる。さらに，急性増悪（発作）で入院したことから，保護者は患児のぜんそく症状の出現を目の当たりにしていると考えられる。

　診断早期においては，正しいぜんそく知識に基づき，治療と日常生活の管理に対する動機づけを高めることが重要となる。また，ぜんそくは急性増悪（発作）出現時以外は無症状であることから，無症状期は動機づけが低下する可能性がある。症状出現時は，生命の危険性を目の当たりにすることから，治療への動機づけが高まると考えられる。

## 3）自己管理行動に対する自信を高める支援

　患児と保護者の自己管理に対する**自己効力感（セルフエフィカシー）**を向上させることが重要となることから，以下の自己効力感に影響を与える情報源を意識した支援を行い，行動を強化していくことが必要である。

　①遂行行動の達成：成功体験（自己管理でうまくいっていること）を積み重ねる。
　②代理的体験：同じ病気の患児・保護者の体験・様子を観察する。
　③言語的説得：自己管理を頑張って続けていることを励ます・褒める。
　④生理的・情動的喚起：効果・成果を身体各部から感じ取る（ぜんそくの場合は，短期間では実感しにくい点を考慮する）。

## （3）支援実施中・後の予想・期待

　患児と保護者が小児ぜんそくの疾患と治療を正しく理解し，長期にわたって服薬を継続することによって，急性増悪（発作）の予防だけでなく，小児ぜんそくの寛解，さらには成人期にぜんそくを持ち越さないことにつながると考えられる。

　患児および保護者のライフイベント等によって，行動の継続が難しい場合や，行動を妨げる要因が変化する場合がある。そのため，定期的に，かつライフイベントや時期に応じて行動継続の工夫点を見直し，その要因に合わせた支援が重要だと考えられる。

## （4）健康心理学の眼から

　慢性疾患である小児ぜんそくは，保護者はもちろんのこと，成長発達してい

く患児においても疾患の理解が求められる。そのため援助者は，患児と保護者が疾患と治療，生活面を含めた管理・対応を正しく理解できるように，患児の発達段階に応じた両者への教育的支援が必要である。

　疾患に関する知識教育のみならず，行動変容・行動継続に向けた長期的な支援も重要となる。援助者は患児およびその保護者において，管理行動の継続を妨げている要因は何か，個人的な背景を含めて把握すると共に，その要因に応じた継続のテクニックを教えるなど，患児と保護者が疾患に関する日々の管理行動を継続できるように支援することが必要である。

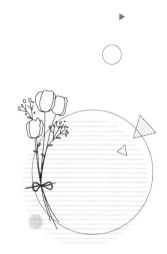

Discussion
## さあ，ディスカッション！

ヒントはこちら →

以下について考えてみましょう。
1）Aくんの入院時点における保護者の疾患の理解状況はどうか。
2）退院後の患児と保護者が，長期管理薬（内服薬とステロイド吸入薬）を毎日継続するための工夫として何が考えられるか。
3）定期的な外来受診時において，対象者の治療・管理に対する動機づけと自己効力感を高めていくために必要なコミュニケーション・支援は何が考えられるか。

# 1-3 アレルギー治療に健康心理学のアプローチを

## シナリオ

　Aさん（32歳男性，社会人）には幼い頃からアレルギー疾患があり，ぜんそくやアトピー性皮膚炎，花粉症の既往歴があります。現在はアトピー性皮膚炎と花粉症の症状があり，症状がひどくなったときだけ病院を受診するということを繰り返しています。学生時代は試験前や受験のとき，友人とのトラブルや失恋，不規則な生活などで症状が悪化することがありました。社会人になってからは，残業や上司からのプレッシャーのストレスを暴飲暴食で発散し，皮膚炎が悪化することがあります。そのようなときはひどく搔いてしまい症状がさらに悪化し，「痒みがひどくて何もできない」と，イライラや焦りでいっぱいになります。しかし，Aさんは仕事のストレスはどうしようもないものと考え，健康よりも仕事を優先する生活を送っています。

　顔や首，手など人目につきやすい部分の症状がひどくなると，人からどのように見られるかが不安で，人と接するのが億劫になってしまいます。また，症状を治すために薬を使用するものの，日常生活でのセルフケアなどの自己管理は面倒に感じており，症状をコントロールできる自信がありません。家族からは症状がひどくなるたびに，ちゃんと治療をしないからひどくなるのだと強く言われ，誰もこの大変さをわかってくれない，なぜ自分ばかりがこんな目に遭うのか，と苛立ちや孤独感，不満感を抱えています。

## （1）課題の整理

　今回の事例は，幼少期からアレルギー疾患を抱え，慢性的に増悪・寛解を繰り返している成人のケースである。勉学や仕事上の問題や悩みが大きいときにアレルギー疾患の症状が悪化していることから，ストレスと症状とに関連があると考えられる。しかし，ストレスのコントロールはできないものと諦めており，適切な対処ができていない可能性がある。

　アトピー性皮膚炎の痒みと搔破（搔くこと）の悪循環（イッチ・スクラッチサイクル）がみられ，また，皮膚という目に見える部分に症状が出ることから見た目が気になり人と接することが億劫になるなど，心理・社会的側面にも影響がみられる。しかし，仕事のストレスはコントロールできないことと考え，ストレスと症状との関連についてあまり深くは考えていない。

　治療に必要なセルフケアがあまりできず，症状のコントロールに対する無

力感がある。家族からの声掛けも，Ａさんにとっては自分を理解されている感じがせず，それをポジティブに受け止めることができていない。疾患であることに対してネガティブな考えが強く，心理的負担となっている。

## （2）支援のポイント

### 1）ストレスと症状との関連

ストレスとアレルギー疾患における心身相関（心と身体が相互に関連し合うこと）には，①ストレスによるアレルギー疾患の発症や悪化，②アレルギー疾患に起因する不適応，③アレルギー疾患の治療・管理への不適応の3カテゴリーがあり，これらは互いに関連している[1]。本事例においてもストレスと症状との間に関連がみられるが，本人はそれを自分でコントロールできるとは考えていない。まずはこれまでの経過を踏まえて心身相関への気づきを促し，環境調整や生活習慣およびストレス対処法の見直しなどを通じてストレスマネジメントへの理解と実践を促す。また，アレルギー疾患の症状に対する適切な薬物治療への取り組みや，痒みへの心理的な対処法（気そらしやリラクセーション）の習得などについて支援する。

### 2）疾患によって生じるストレスへの着目

本事例の場合，疾患によって生じるストレッサー（ストレスの原因となる出来事）として，湿疹による痒みや見た目，日常的なセルフケア，家族の対応があげられる。慢性化しやすいアレルギー疾患ではこういった二次的なストレッサーを引き起こしやすく，さらにそれが症状を悪化させる悪循環を形成する可能性がある。疾患が生活の質（QOL）に影響を及ぼしていることを共感的に理解しながら，ストレッサーに対する認知やコーピングに介入することで，心理的負担の軽減を図れる可能性がある[2]。例えば本事例のように「痒みがひどくて何もできない」という考えを持っている患者に「1日の中で痒みの少ない時間帯がないだろうか」と気づきを促したり，「アレルギーのせいですべてうまくいかない」という考えに対して，アレルギーであってもうまくやっていけた経験はないか，どのようにすればアレルギーと付き合いながらより良い生活が送れるか，などの考えを促したりすることができる。

さらに，アレルギー疾患そのものの捉え方も一般的にはネガティブなものであることが多いが，視野を広げ，心身相関や疾患による体験をポジティブ

に捉え直す支援をする[3]。

### 3) セルフケアの実行と周囲の人からのサポート

　アレルギー疾患においては治療上, セルフケア (アレルゲンの除去, スキンケア, 適切な薬物の使用など) が必要とされる。本事例においては, セルフケアに積極的に取り組めておらず, 症状のコントロール感も持てていない。セルフケアの実行には, 自己効力感が重要である[4]。自己効力感を高めるには, セルフケアを行って成功体験を積んだり, うまくセルフケアを行っている他の患者の情報を見聞きする, セルフケアができているときに医療スタッフや家族が褒めるなど肯定的な言葉掛けをする, などの方法が考えられる。

　また, アレルギー症状のために周囲の人から本人が必要とする以上の過度な心配や過剰な関わりを受ける場合もある。本人の**ソーシャルサポート**[*]を得るスキルの向上と共に, 周囲からの理解や見守ることを含めたサポートが重要である[3]。

## (3) 支援実施中・後の予想・期待

　心身相関への気づきや, ストレスの認知や対処に変容が起こることにより, 心身の健康や普段の生活のバランスをとりながら疾患と付き合い, QOLを高める方向へと向かえる可能性がある。疾患や治療の体験に肯定的な意味を見出すことは, 健康や自他の捉え方について洞察を得ることにつながる可能性がある。

　セルフケアの自己効力感が高まればセルフケアが実行されやすくなり, 症状の改善やコントロール感の獲得につながると考えられる。疾患に関する周囲からのソーシャルサポートを知覚することは心理的・物理的余裕をもたらし, 適切な対処の促進や情緒的負担の軽減, 疾患に対する肯定的な意味の発見, 自己肯定感の向上につながる可能性がある。

## (4) 健康心理学の眼から

　アレルギー疾患の発症や経過において, ストレスの関与が指摘されている。したがって, 症状やアレルゲンなど身体面の情報に加え, 個人のライフステージやパーソナリティ, ライフスタイルなど心理・社会的側面の情報も得ながら疾患の発症と経過に関する要因を検討することが重要である。疾患で

あるために経験するストレッサーも，症状や治療の負担，周囲の人の無理解や行動の制限など多岐にわたる。患者の生活者としての側面に目を向けてコミュニケーションを図り，症状や治療が生活や人生にどのような影響を及ぼしているか，どのような悪循環が起こっているのかについて，全体像を捉える。また，つらい気持ちに寄り添いながらも，疾患の困難や不便と折り合いをつけ，さらに肯定的意味を見出すポジティブな力を支援することも重要である。

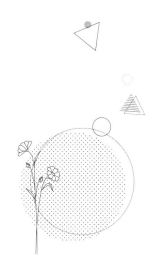

Discussion **さあ，ディスカッション！** ヒントはこちら →

以下について考えてみましょう。
1) Aさんの疾患とストレスとの関連，ストレッサーの認知や対処について整理し，どのような変容の可能性があるか考えてみよう。
2) アレルギー疾患の体験にポジティブな側面があるとすればどのようなことだろうか。
3) アレルギー疾患に関して，周囲の人はどのようなサポートができるだろうか。

# 1-4　禁煙を成功させたい・続けたい人に

　Aさん（68歳女性）は，20歳頃から喫煙が習慣化し，喫煙歴は40年以上で1日の喫煙本数は10本程度でした。これまで大きな病気などはしたことがなかったのですが，咳や痰の回数が増えたことを心配した家族に連れられ，禁煙外来を1年前の7月頃に受診しました。禁煙補助薬で禁煙に成功したAさんは，その年末に古い友人と旅行に行きました。友人は，昔からの喫煙仲間で，夕食後にたばこを勧められました。断るのが申し訳ない気持ちと，お酒を飲んでいたこともあり，「1本だけ」ともらいたばこをします。

　そのときは1本だけでしたが，自宅から以前に買い置きしていたたばこを一箱見つけます。気分が落ち込んだときに「一口なら大丈夫」「すぐに禁煙できる」と思いながらも，再喫煙が始まりました。それから時々，たばこを購入し，目覚ましとして起床直後や食後，気分が落ち着かないときに喫煙をしました。気がつくと，1か月後には元の喫煙量に戻っていました。悩んだ末，ちょうど前回の禁煙から1年後の7月に，再度，禁煙外来を受診しました。

　家族は夫と二人暮らしで，近所に共働きの息子夫婦と9歳になる孫が住んでおり，時々，孫が遊びにきます。家族に喫煙者はいません。診察で，前回の禁煙では痰は減ったものの，それ以外の変化は感じていないことがわかりました。薬で比較的に楽に禁煙できたので，自分は依存症までいっていないと考えていたこと，咳・痰と症状が少ないことから，受診することを躊躇していたようでした。

　しかし，自力では禁煙が始められないこと，学校で薬物についての授業を受けた孫が，時々，不快そうな顔をすることがあり，今回の再受診を決めました。

## （1）課題の整理

　今回の事例は，一度禁煙できたものの再喫煙してしまったケースである。友人からのもらいたばこが再喫煙のきっかけとなった。起床後に喫煙するなど，元のニコチン依存症に戻っている可能性が考えられる。

　一度目の禁煙では家族に連れられて受診していることや，健康への害が咳や痰などの軽いものであったことから，禁煙に対する本人の意思が備わっていない可能性が考えられる。今回も症状は咳や痰などの軽いもので，禁煙できたとしても，また再喫煙する可能性がある。

　前回は，家族に喫煙者がいないことと，薬物療法で離脱症状が緩和されたことから，比較的スムーズに禁煙が開始されたと考えられる。一方で，苦労せずに禁煙できたため，友人にたばこを勧められるという些細な誘惑に対しても対処方法がわからなかった可能性がある。

## （2）支援のポイント

### 1）ニコチン依存度のアセスメントと医師との連携

　今回の事例では，本人は依存症ではないと考えていたが，起床後に喫煙する，気分が落ち着かないときに喫煙をするなど，ニコチン離脱症状のようなものがみられる。起床時は1日の中で最も体の中にニコチンが少ない状態にあるため，起床後すぐに喫煙する場合は，ニコチン依存度が高い可能性がある。

　FTND[1]やTDS[1]といったニコチン依存度をアセスメントする尺度がある。依存度を確認し，禁煙補助薬を処方してもらう必要があるので，主治医や禁煙専門医，薬剤師との連携が必要である。

### 2）要支援者のステージの特定とそれに合わせた介入

　次の5ステージで考えてみる（図1-2）。

①まったく禁煙する気がない・知識がない（前熟考期）
②禁煙に興味があるがすぐに禁煙する気はない（熟考期）
③1か月以内に禁煙する気がある（準備期）
④禁煙をして半年未満（実行期）
⑤禁煙をして半年以上（維持期）

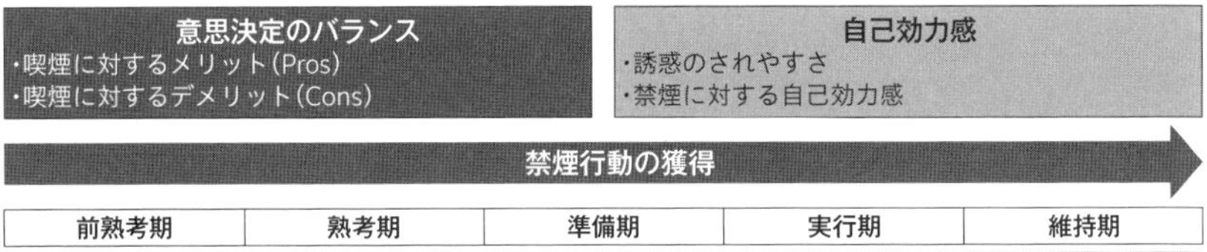

| 意思決定のバランス | | 自己効力感 | |
|---|---|---|---|
| ・喫煙に対するメリット（Pros）<br>・喫煙に対するデメリット（Cons） | | ・誘惑のされやすさ<br>・禁煙に対する自己効力感 | |

禁煙行動の獲得 →

| 前熟考期 | 熟考期 | 準備期 | 実行期 | 維持期 |
|---|---|---|---|---|
| 体験的・認知的プロセス | | 行動的プロセス | | |
| 意識の高揚 | 禁煙に関する情報を探す | 反対条件づけ | 代替となる行動を身につける | |
| 感情的体験 | 喫煙が健康に及ぼすことを感情的に経験する | 援助的関係 | 他者からの援助を受ける | |
| 自己再評価 | 禁煙をイメージして再評価する | 強化マネジメント | 行動を維持するような報酬を得る | |
| 環境再評価 | 喫煙による健康への影響を考える | 自己解放 | 禁煙のための決意，言葉，信念など | |
| 社会的解放 | 世の中の喫煙に対する評価に気づく | 刺激コントロール | 喫煙のきっかけとなる刺激を避ける | |

**図1-2　禁煙支援において考慮する要素** [2]をもとに作成

15

事例では一度目の禁煙では実行期まで進み，その後は熟考期・準備期に逆戻りであった。ステージに合わせた行動変容プロセスが必要である。

### 3）禁煙に対する意思決定のバランスの変化を促す

今回の事例では，一度目の禁煙時に，禁煙・喫煙することのメリット・デメリットを特に感じておらず，禁煙に対する知識や興味のなさ，主体性のなさが再喫煙につながった理由の1つと考えられる。

二度目の禁煙外来受診では，「孫の不快そうな表情」という喫煙のデメリットが受診の動機になっている。喫煙者は健康への害の知識を持っている場合も多く，必ずしも健康被害だけがデメリットになるとは限らない。また，今回のケースでは，禁煙することで孫や心配している家族が喜ぶなどの禁煙のメリットに気づいてもらう必要がある。

中には禁煙することのメリットがまったくないという喫煙者もいるが，「喫煙場所を探さなくていい」「部屋や体がたばこ臭くなくなる」などの些細なメリットに気づいてもらうような支援が必要である。禁煙のメリットに気づいてもらう手段としては「禁煙効果チェックリスト」[3] などがある。

今回の事例では熟考期・準備期に逆戻りをしているため，禁煙することのメリットとデメリットのバランスを逆転させることが最初の介入として重要になる。

### 4）誘惑されないための自信をつける

事例の一度目の禁煙では，誘惑されやすい場面に何度も遭遇し，適切な対処が行えずにいる。誘惑に打ち勝つための自信（自己効力感）を高めるためには，そのような場面に遭遇したときに喫煙しなかったという成功体験や対処法を何度も繰り返すことが重要になる。

食後であれば，「冷たい水を飲む」など喫煙で得ていた口の中の刺激を別の物で補う必要がある。飲み会や喫煙とセットとなっていた飲み物がきっかけとなる場合もあるため，しばらくは飲み会を避ける，飲み物を変える（例えばコーヒーをオレンジジュースに変える，お酒の席では水とお酒を交互に飲む）など，きっかけとなる場面を避けるような方法を伝えることもある。

イライラしたときや落ち込んだときなど気分の変化に対しては，深呼吸をする，体を動かすなどの対処がある。喫煙したくなったときの具体的な対処方法には，代替行動リスト[3] を用いて確認をすることができる。喫煙したく

なった場面と対処法を記録してもらい，記録を振り返って無事に対処できていることを称賛し，自信を高める必要がある。

また，禁煙にチャレンジすることを家族や孫に伝えることで，周囲からのサポートを得られやすくすることも重要である。

### （3）支援実施中・後の予想・期待

薬物療法と併用して，うまくメリット・デメリットのバランスを逆転させること，誘惑されやすい場面に対しての対処法が備われば，禁煙の開始，再喫煙の予防につながると考えられる。

保険治療での禁煙外来では3か月間の5回しか診療できないという決まりがあるため，5回目の診療時にメリット・デメリットのバランスが悪い，自信が十分に備わっていない場合は，自費によるフォローアップや，ピア・サポートグループにつなぐことも重要だと考えられる。

### （4）健康心理学の眼から

喫煙者は喫煙に対する健康被害についての知識が乏しいわけではない。単に喫煙による健康への損失だけでは，禁煙に踏み切れない対象者もいる。また，禁煙に踏み切れないのは，意志が弱いからといった精神主義では解決できない問題がある。喫煙者は禁煙や再喫煙を繰り返し，生涯禁煙者となる場合もある。禁煙支援では，喫煙を止められるかどうかという短期的な成果ばかりでなく，禁煙を継続できるかという中長期的なフォローも必要である。

禁煙を希望する当事者が，禁煙と喫煙それぞれのメリットやデメリットを自覚したうえで，主体的に禁煙に取り組めるように支援する必要がある。

 さあ，ディスカッション！　　　　　ヒントはこちら→

以下について考えてみましょう。
1）Aさんは行動変容ステージにおいて，どのようにステージを行き来し，現在どのステージにいるのか。
2）Aさんのようにまだ禁煙をしていない対象者に必要な介入と，禁煙を始めた頃に必要な介入には何が考えられるか。
3）Aさんと同じような年代や性別の対象者にとって，禁煙もしくは喫煙のメリット・デメリットは何が考えられるか。

# 1-5 不妊に悩む人のために

Aさん（38歳女性）は，「不妊治療をこのまま継続するか悩んでいる」とカウンセリングを希望し来談されました。33歳で結婚した同い年の夫とは，結婚前から漠然と「子どもは二人欲しいね」と話し合っていましたが，結婚後しばらくは二人の生活を楽しもうと避妊を続けていました。しかし，友人たちの結婚，妊娠，出産や，遠くの知人からの年賀状などで赤ちゃん誕生の知らせを受け取るうちに，少しずつ焦りの気持ちが生まれ，ネットで不妊治療の情報を積極的に収集し始めました。35歳になったとき，「子どもが欲しいという思いが強くなった」と夫に話し，まずは避妊をやめて妊活を始めることにしました。夫は「子どもはすぐにできるよ」とか「子どもは授かりものだから」とあまり真剣に考えていないようでした。しかし1年後も妊娠せず，産婦人科を受診しました。医師から「避妊を解いて1年経っても妊娠しない場合は，不妊治療を考えたほうがよい」「女性は30代後半になると妊孕性（にんようせい）が低下する」と聞き，不妊治療の検査を受けることにしました。検査では特に異常はみられず，夫は「検査しても何もなかったんだからそのうちできるさ」と言っていましたが，Aさんの強い希望ですぐに不妊治療を始めることにしました。不妊治療はタイミング法から始め，数回通いましたが，妊娠しませんでした。不妊治療専門の病院が多数あることをネットで知り，評判のよい病院に移って治療を続けることにしました。その病院では，すぐに人工授精を勧められ，半年くらい行いましたが妊娠せず，その後，医師からの勧めもあり，治療のステップアップを行い，現在までに体外受精と顕微授精を行っていますが，妊娠には至っていません。

## （1）課題の整理

今回の事例の主訴は，「不妊治療をこのまま継続するか悩んでいる」という相談である。「このまま」とは不妊治療専門の病院で治療を続けることなのか，「不妊治療」自体の継続なのか曖昧である。また，いったん治療を休みたいという思いがありながらも，今の年齢を考え，**妊孕性**のことを悩んでいるのかもしれない。つまり，何に「悩んでいる」かが定かでない。相談業務における主訴は，その時点で言語化できる表面的な表現で語られることが多く，その裏に隠れた悩みの本質を見つけていくことが必要である。

妊活を始めてからの産婦人科への通院や検査の実施，不妊治療専門の病院

への転院や治療のステップアップはすべて本人の意思によるもので，夫は非協力的とはいえないものの積極的な姿勢がみられず，夫婦間での子どもや不妊治療に対する思いのズレもうかがうことができる。

## （2）支援のポイント

### 1）悩みの本質に協働してたどり着く

　カウンセラーは，Aさんの話に耳を傾け，悩みの本質を協働して見つけていく必要がある。数年間にわたる妊活によって，相当な心身の負担を強いられてきた可能性や，当たり前であるはずの妊娠・出産が，当たり前でなくなったことに対する心身の疲弊，負担ははかるべくもない。不妊は「不妊症」であり病気ではない。今回の事例では，不妊検査をしても異常はみられず，妊娠・出産の望みを叶えるために最善の治療を行ってきた経緯がうかがえる。

　病気であったり，検査で異常があれば治療が行える。一方，不妊治療では，これまでの生殖補助医療の知見に基づく最善の方法により，不妊検査，タイミング法などの一般不妊治療，体外受精などへのステップアップといった道筋があり，子どもを望むにはそれに従わざるを得ないという現状がある。治療自体をやめることもできるが，それは積極的な医療介入による妊娠を自ら諦める決断となること，治療をいったん休むことは妊孕性の観点からよりいっそう妊娠の可能性を低めるのではないかという不安も生じる。このような，不妊に身を置くクライエントの心身の在り様は，ジェットコースターに例えられることもある。自ら降りることが難しく，また治療成績に一喜一憂し，妊娠判定で一気に奈落の底に落とされるかのごとく強い精神的負担が生じ，次の周期に向けて治療に気持ちを向けることを繰り返す。

　クライエントのそうした心身の在り方を理解し，目の前にいるクライエントは，何を思い，何に悩んでいるかを，時間をかけて傾聴していく姿勢が必要である。

### 2）自己決定を促し支援していく

　不妊カウンセリングとは，クライエントの自己決定を支援することであり，次のように定義されている[1]。

　　不妊治療を受ける，受けないを含めて，お二人（あるいはあなた）にとって不妊の問題にどのように対応していくのが最適かを，お二人（あるいはあなた）自

身が決められるようサポートするのが，不妊カウンセリングです。不妊治療に関する複雑な情報を分かりやすく説明をすることもありますし，悩んでおられる点についてお二人（あるいはあなた）自身が解決策を見つけられるよう一緒に考えていくこともあります。特定の医療機関に所属している不妊カウンセラーであっても，あなた方自身の立場からカウンセリングをすることを大前提にしています。

（特定非営利活動法人日本不妊カウンセリング学会）

　治療方法や治療継続の有無，休んだ場合の再開時期や治療をやめる時期を決めるのは，産婦人科や不妊専門医，クライエントを取り巻く親兄弟や友人ではなく，当然ながら不妊治療に取り組む当事者／当事者カップルである。

　クライエントの自己決定を阻むものは何か，悩みの本質を明らかにしたうえで，自己決定を支援する必要がある。支援する際に，以下のような多岐にわたる情報提供が求められる場合もある。①治療に関する具体的な内容，②治療方法やその成績に関する最新の知見，③不妊治療助成金制度や不妊治療の保険適用有無に関する情報，④妊娠しても死産など様々なリスクの存在，⑤健常児を挙児したとしても，その後に始まる育児に関する情報，⑥養子縁組や特別養子縁組など出産を経ずに子どもと家族になる方法など。

### 3）夫婦間コミュニケーションの改善

　妊活，不妊治療，妊娠，育児などは，すべて夫婦が協力し合って行う取り組みである。育児期の夫婦関係に関する研究は増えており，最近では不妊治療と夫婦関係に関する知見も少しずつ集積されている。そうした知見をもとに夫婦間コミュニケーションに着目し，アセスメントすることも必要である。

　また不妊治療は，夫婦のみならず原家族を含めた家族関係の問題となることも多い。孫の顔を早く見たい，見せたい，子どもを持つことが幸せといった価値観など，様々な背景が存在する。原家族をも巻き込む，不妊・妊娠・出産・育児というライフイベントに対し，夫婦が良好な意思疎通を行い同じ方向に向かって取り組むことは，その後の夫婦関係，家族関係に大きな影響をもたらす。それぞれの人生を経て結婚し，人生を共に歩む夫婦だからこそ，その夫婦間のコミュニケーションに着目した支援が必要不可欠である。

## （3）支援実施中・後の予想・期待

　不妊カウンセリングを活用することで，不妊における自己決定は，自分一人

で決定するという孤独な作業ではないことへの理解が深まる。同時に，少しのズレを早めに修復することを学び，常日頃から夫婦間のコミュニケーションを綿密にしていくことで，お互いへの信頼感が高まっていく。そのうえで，夫婦で協働して，世の中にあふれている情報から自己決定に役立つ信頼性の高い情報を広く深く的確に収集・理解し，よく話し合って決めていくことで，夫婦の共同の作業が活性化される。

## （4）健康心理学の眼から

不妊や不妊治療を人間の病的な側面からのみ捉えるのではなく，ポジティブな側面に注目することも重要である。

不妊治療をストレスの観点から捉えると，不安，恐れなどのネガティブな側面に目を向け，それをどう緩和し，挙児という当初の目標に向けて行動していくかという対処行動に着目することになる。一方で，ポジティブな側面に目を向けることにより，勇気や楽観，忍耐，柔軟性，協調性，英知，人間的成長といったより広い視野からのアプローチが可能となる。

WHO憲章で「健康とは，完全な身体的，精神的および社会的な福祉の状態であり，単に疾病または虚弱が存在しないことではない」と定義されているように，たとえ不妊という状態であっても，不妊を経験してきたとしても，心理的・社会的健康の側面に目を向けることができる。

また，エリクソン（Erikson, E. H.）が心理社会的発達理論の中で提唱した生殖性（世代性）にあるように[2]，単に子育てとして狭義に捉えるのではなく，不妊という貴重な経験を通し，社会の子育て，次世代の育成といった側面に目を向け，不妊というライフイベントを経験したことによる新たな生殖性（世代性）に目を向けることも可能となる。

Discussion　**さあ，ディスカッション！**　　ヒントはこちら →　

以下について考えてみましょう。
1）Aさんの子どもが欲しい思いはどう変わっていったか。
2）Aさんの不妊治療は，自己決定によって進められていたか。
3）夫婦間のコミュニケーションや方向性について考えてみよう。

**Column A-1　看護師**　患者の行動理解と看護ケアに役立つ健康心理学

　看護師は，あらゆる健康レベルの人を対象としています。こうした幅広い対象に適切な看護ケアを提供するためには，対象となる人の健康状態のみならず，行動のパターンや，その背後にある生活信条や価値観を含む気持ちの理解が大切になります。それは人々の行動には，必ず気持ちが関わっているからです。健康を維持する行動は，適切な食事，運動，休養，禁煙などといったごく基本的な行動の組み合わせであり，一見簡単なことのように思われます。しかし，それらの行動を生活習慣に組み込み，何十年も維持することは，実はとても難しいことです。さらに健康問題が生じた際には，早急に行動の変容が求められることになります。例えば生活習慣病を生じれば，食事や運動習慣を変えなければなりませんし，長期に療養が必要な病気になれば，治療のために仕事や生活にも再構築が必要になります。これは人々にとって，容易なことではありません。

　こうした対象の行動を理解するにあたり，健康心理学は豊かな知見を提供してくれます。医学的に正しい知識を提供しても，気持ちが動かなければ，行動の変化は起こせません。胃がんで胃切除術後，食事がなかなか進まない患者さんがいました。手術後は，流動食から始まり，次第に固形物へと進めていきますが，すべての人が順調に食べられるようになるわけではありません。無理な食事を強要することは，患者さんを苦しめるのみでなく，闘病意欲を削ぐことにもなります。ここでは自己効力感の視点から，どの形状まで「食べることができる」と感じているかを知ることで，解決の糸口が見つかりました。患者さんは，豆腐やプリンなどの柔らかい物は食べられると感じていたため，その形状で種類を変えて食べることを繰り返し，自信をつけることで，無事に次の段階へと進むことができました。また，心筋梗塞で入院した壮年期の患者さんで，同僚のお見舞いを強く拒否している方がいました。ここでは，ストレスの認知モデルを使って，ストレッサーを把握したことが解決に結びつきました。この患者さんにとって，仕事の第一線から脱落することへの恐怖がストレッサーであり，同僚の面会拒否はコーピング行動でした。そこで「たまにはゆっくりしてください」「健康あっての仕事ですよ」という働きかけは逆効果であることがわかり，ご本人の仕事への思いを受け止めるという適切なケアにつながりました。

　健康心理学の理論には，有効な看護ケアのヒントを提供してくれる魅力的なものがたくさんあります。今後も，看護実践に健康心理学の理論を積極的に取り入れ，患者さんのために活かしていければと考えています。

## Column A-2 薬剤師　健康心理学の視点を服薬支援＆健康サポートに活かす

　かつて薬剤師には正確な調剤と医薬品に関わる情報提供が求められていました。けれども，その頃から私は，薬が本来の効果を発揮するためには生物学的差異のみならず個々の患者の心理学的・社会学的な差異をも考慮し，患者やその家族が納得できる服薬支援を提供することが薬剤師の責務と考えていました。そこで，患者の心に寄り添える薬剤師になることを目指して健康心理学を学びました。その後，一般消費者からの薬に関わる電話相談対応に従事し，患者の不安や悩みを心理的にも支援することで患者が安心して継続的に服薬できることを実感しました。そのことから，薬剤師仲間と共に認知行動変容のアプローチや強みを活かす健康心理学の視点を取り入れた，薬局薬剤師向けの研修プログラム「患者の心に寄り添う薬剤師になろう！」を開発しました。そして，大学や薬局などの依頼に応じて研修を継続しており，患者の心に寄り添える薬剤師を増やすよう努めています。

　現在，地域に密着した健康情報の拠点として，薬局は正確な調剤や情報を提供する場から，患者への継続的な服薬のフォローや疾病予防，健康増進など健康のあらゆるステージを対象とした幅広い支援を提供する場となることが求められています。つまり，今まで主に患者を対象としてきた薬剤師にとって，今後はよりいっそう健康心理学の視点が大切になってきます。そこで私たちも社会のニーズに合わせて薬局従事者に向けた「健康相談対応」や「セルフメディケーション支援」などの新たな研修プログラムの開発・実施を試みています。

　この先，健康のあらゆるステージに向けた幅広い支援を行うために，薬剤師がその専門性を活かし，相談者がすでに抱えている疾病や検査結果あるいは服用している薬（処方薬，常備薬）やサプリメントなどを念頭に置いたうえで，健康心理学の知識やスキルを取り入れて対応することは大変有用なことと考えます。例えば，相談者のパーソナリティ，ストレッサー，ライフスタイルなどをアセスメントする，**トランスセオレティカルモデル（TTM）**★によってステージを見極めるなどして，薬剤師は相談者に適切な生活習慣の改善やストレスコーピング，認知や行動の変容を促すなどの助言や提案が可能になります。また，より良い支援を提供するために健康心理士や医療職，介護職など多職種と積極的に連携・協働する際には，アサーションのスキルも役立ちます。薬剤師がこのようなスキルを日常業務に活かすことで，子どもから高齢者まで幅広い年齢の住民が気楽に相談に訪れる薬局が増加することを願い，今後も薬剤師に有用な健康心理学のスキルを薬局の日常業務に取り入れやすい形にして提供していきたいと思います。

# 2　在宅への移行で新たな生活を始める

## 2-1　体の病気と共に暮らす

慢性疾患（関節リウマチ）患者の退院支援

シナリオ

　Aさん（65歳女性）は長年，慢性疾患である関節リウマチを患っています。今までも，関節の痛みの悪化や全身の倦怠感，食欲不振による低栄養状態などを理由に入退院を繰り返し，今回は5回目の入院です。家族は夫と二人の娘がいますが，今は夫との二人暮らしです。

　Aさんは退院のたびに，主治医からくれぐれも無理をしないようにと言われているのですが，人に迷惑をかけたくないと，たとえ体調が悪くても自分で家事や身の回りのことを何とかこなしてきました。しかし，病状も悪化していますし，退院後は今までのように一人ですべてをこなすのはかなり厳しい状況です。退院を踏まえたカンファレンスで，理学療法士は筋力の低下による転倒の可能性を懸念しました。管理栄養士は，自宅では食事が十分に摂取できず，また栄養不足になって再入院することを心配しています。そこで，医療ソーシャルワーカーと退院支援看護師は，退院後のヘルパーや訪問看護師の手配と，様々な福祉用具のレンタルなどの公的支援をAさんに提案しました。しかし，Aさんは「お金がかかるし……」「他人が家の中に入るのはちょっと……」などと，頑なに拒否します。

　本人があまりに拒否するので，その後のカンファレンスで，同居の夫に退院後のケアをお願いすることが提案されました。しかし心理職は，それは絶対に無理だと主張しました。実はAさんは心理職に対して，長年夫の言動に傷ついていて，自宅で過ごすのがつらいと話していたのです。入院したり体調が悪化したりするたびに，Aさんは夫から「お前のせいで金ばかりかかる」「何で俺がお前の面倒を見ないといけないんだ」などと言われ続けていました。しかし夫は外面が良く，医療スタッフにはいつも愛想良く対応していたため，みんな夫がキーパーソンで，きっとAさんをサポートしてくれると思っていたのです。

### （1）課題の整理

　今回の事例は，関節リウマチという慢性疾患に罹患し入退院を繰り返している患者が，退院後自宅で過ごすための公的支援を拒否しているケースである。

　病気と一生付き合っていかなければならない慢性疾患患者にとって，医療者からの指示を守ること，また自宅で適切な支援体制を整えることは重要である。しかし，この患者は医師からの指示に従わず，常に自分に負担がかか

る家事などをし続けてきた。さらに今回は，退院後の公的支援の提案も拒否している。そこで，医療ソーシャルワーカーたちは患者の意思を尊重し，当面夫に患者のケアを依頼しようとしたが，心理職がそれに反対した。患者が夫からの精神的な暴力を訴えていたためである。

　それでは，患者は退院後に本当はどのような生活をしたいと考えているのだろうか。どのような支援をすることが，退院後の患者にとって最適なのであろうか。医療者たちは患者の退院後の生活のために，それぞれの専門性を活かし，多職種連携をして対応していくこととなった。

## （2）支援のポイント
### 1）患者のコンプライアンス行動遵守の支援

　医療におけるコンプライアンス行動とは，患者の行動が，医療者からの医学的あるいは健康に関する指示に従っている程度を意味する。特に慢性疾患の場合には，医療者の指示が日常生活に深く関連してくるため，患者が医療者に指示されたことを守るかどうかというコンプライアンス行動が非常に重要となる。この患者は，医師からの「無理をしないで体を休めるように」という指示を守らず，体調の悪化を繰り返してきた。患者の行動変容のためには，まずその背景となる心情や理由を読み取ったうえで対応策を検討する。

### 2）自宅での生活における支援の促進

　患者が慢性疾患とうまく付き合っていくためには，公的支援も含めた適切な支援が大切である。さらに，医療者が患者の意思を尊重し，支援するためには，まず患者自身が退院後に必要とされる医療や看護，介護を理解し，認識しなければならない。そのうえで，自分がどのような暮らしを望んでいるのか，自己決定して医療者に伝える必要がある。

　今回の事例では，退院後に何らかの公的支援を受けるほうが，本当は身体的に望ましいことを患者自身も理解しているようである。それにもかかわらず，夫への遠慮や金銭的な不安から，退院後も公的支援を受けずに自分一人で頑張るつもりでいることが問題である。しかし，医療者がそのような患者の気持ちを無視して，一方的に支援を押し付けるわけにはいかない。患者は相手によって話す内容が異なることも多々あるため，医療者はそれぞれの専門性を活かしつつ，多方面から丁寧に患者の意思を汲み取り，情報共有を図

る。そのうえで，患者が慢性疾患を抱えながらも，最大限 ADL（日常生活動作）や生活の質（QOL）を保つ暮らしをするための具体的な支援策を検討・提案する。例えば，経済的な心配への対応としては，介護保険制度を活用した場合の負担軽減などについて説明をすると，患者が受け入れやすくなる。

### 3）家族による支援の可能性とサポートネットワーク拡充の検討

　患者は長年，夫からの心ない言葉に傷つき，自分の希望を言うことにためらいを感じている。しかし，自宅で夫と二人で過ごすのが苦痛であると心理師に話しているにもかかわらず，婚姻状況を解消することは考えていないのはなぜだろうか。慢性疾患を抱えて，一人暮らしをすることの不安があるのかもしれない。あるいは長年つらい言葉をかけられ続けて無力感を抱き，すでに抵抗する気力もないのかもしれない。背景には様々な理由が考えられるが，いずれにしても配偶者との関係性は病状に大きく影響するため，精神的な苦痛を緩和するための介入を試みる。

　夫が病気の妻に対して冷たい態度をとるのは，夫のパーソナリティの問題かもしれないし，介護に対する負担や不満が苛立ちを生じさせているのかもしれない。後者であれば，夫からも丁寧に話を聞き，夫の負担が減るような提案をすることによって，医療者が提案したような公的支援を受け入れ，心ない言動も減る可能性がある。

　また，他に支えてくれる家族や親族・友人はいないのか，患者を取り巻くサポートネットワークを拡充するための情報収集も大切である。

### （3）支援実施中・後の予想・期待

　夫からの積極的なケアはあまり期待できないが，経済的な負担が低額で済むことと，夫自身の負担が減ることを知れば，夫は公的支援の導入には賛成するであろう。

　そうすれば，Aさんも福祉用具のレンタルや介護サービスなどを受けることに同意する可能性が高い。電動ベッドや室内歩行器などを利用すれば，自宅での転倒防止にもなり，無理のない移動ができるようになる。また，食事の支度や掃除・洗濯など，身体に負担のかかる家事の一部をヘルパーに任せれば，身体的な負担がかなり軽減されるようになる。これにより，コンプライアンス行動をとることができ，在宅でもうまく病気と付き合いながら，ADL

**表1-2　Aさんのケースにおける健康心理学的観点からのチェックリスト**

1　患者の問題とされる行動の内容は明確か。
2　その行動の背景となる心情や理由を医療者は理解している（しようとしている）か。
3　その問題点や背景は医療チーム間で共有されているか。
4　患者の意思決定支援の体制は整っているか。
5　患者と家族の今後の目標は一致しているか。
　　一致していない場合の対策は考えられているか。
6　医療チームは患者や家族と今後の目標を共有できているか。
7　退院後の生活における問題点やその可能性を医療チーム間で共有できているか。
　　問題への対策は取られているか，または少なくとも対応中か。

やQOLの低下を最小限に食い止めた生活ができるようになる。

　別に生活している娘二人も，無理のない範囲で母をケアするために，月に1～2度実家に顔を見せるほか，電話などで話し相手になっている。今までストレスを溜め込んでいたAさんは，気晴らしの会話ができることで精神的にも楽になり，穏やかな毎日を過ごすことができるであろう。

### （4）健康心理学の眼から

　生涯付き合っていかなければいけない慢性疾患に罹患した患者を支援するためには，24時間の在宅生活をイメージして，必要とされる事柄と問題点を明確にし，患者にとって最適な環境づくりをする必要がある（表1-2）。多職種がそれぞれの専門性を活かしたうえで連携し，患者がコンプライアンス行動を遵守してQOLを保つ生活をするための介入を行う。

　健康心理学や医学，介護などの知識を備えた心理職者は，患者や家族の話を傾聴して不安・心配などに寄り添い，患者自身の価値観や人生観を尊重しつつ，患者の自己決定を支援する。家族との橋渡しをする場合もある。それと共に，問題の背景となっている心理社会的な事柄を医療チームの一員として情報提供し，チームとして最適な支援ができるよう尽力することも重要である。

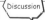

**さあ，ディスカッション！**

ヒントはこちら→

以下について考えてみましょう。
1）Aさんがコンプライアンス行動をとらなかったり，公的支援の導入を嫌がったりしたのはなぜか。
2）どのような介入をすれば，Aさんの夫は公的支援の導入に賛成するだろうか。
3）Aさんの退院後の生活を支援するうえで，医療者は何を考慮すべきか。

## 2-2　リハビリはどうしたら続けられるのか

　Aさん（75歳男性）は自宅の庭で草取りをしていたときに，急に体に力が入らなくなり倒れてしまいました。倒れているところを妻が見つけ，救急車で搬送されました。脳梗塞との診断でした。入院時は，左の脚や腕に力が入らず，立ち上がることにも助けが必要なレベルでしたが，約4か月間の入院を経て，屋内外とも一人で歩けるまでになりました。疲れているときにはつまずきやすくなったり，左腕をあげることができなかったりしますが，医師から，「病前と同じくらいの活動であれば，助けがなくても行えるでしょう」と言われ，先月，やっと自宅に戻ってくることができました。

　退院後，週2回の通所リハビリテーションを利用し始めました。当初は「左腕がもっと動くようになれば……」と意欲的に通っていたのですが，ここ2週間は「面倒くさい」と言い，妻の促しでしぶしぶ迎えのバスに乗ることが続いています。施設では，一人でぼーっとテレビを見ていて，集団で行う歌や体操に参加することはありません。個別のリハビリテーションには参加しますが，されるがままという感じです。自宅でも施設にいるときと同様に，ほとんどリビングでテレビを見て過ごしているそうです。

　病前は，小学生の登下校時に横断歩道で旗を振るボランティア活動に参加し，空いた時間には，庭の掃除をしたり，庭で育てている花や野菜の世話をしたりしていました。妻がそれらの活動を促しても「やりたいけど，左腕が使えないからもう引退だ」と言うそうです。

　妻も施設のスタッフも，このままでは活動性が低下し，心も身体も弱ってしまうのではないかと心配しています。

### （1）課題の整理

　今回の事例は，退院後にリハビリテーションへの意欲が低下し，活動性の低下が危惧されるケースである。病前の患者はボランティア活動に参加したり，趣味活動を行ったりしており，活動的な性格であることがうかがえる。患者本人は，「左腕がもっと動くようになれば……」と身体機能の後遺症に着目しており，これからどのような生活をしていきたいかということに目を向けられていない可能性がある。

　病前に行っていたボランティア活動や趣味活動を「やりたい」という気持

ちもあるようだが，実施に至っていない。本人は「左腕が使えないから」と
話しており，現在の身体状況で活動をするイメージができていない可能性が
ある。

## （2）支援のポイント

### I）視点を変える：機能回復から活動・参加へ

　本事例の患者は，「左腕がもっと動くようになれば……」と，通所リハビリ
テーションに通い始めた。また，通所リハビリテーションでは，個別リハビ
リテーションには参加するものの，されるがままという状態である。

　患者は，退院後にもなお身体機能の回復にのみ着目し，治療者（理学療法
士や作業療法士など）の介入に頼りきっている可能性がある。本事例のよう
に脳にダメージを負った場合，身体機能の回復は発症から時間が経つとゆる
やかになる。さらに発症前とまったく同等の身体機能にまで回復することは
難しいことがある。これから生活していくにあたり，後遺症がありながらも，
いかにして自分の望む活動を行い，参加していくかという方向に視点を変え
ていく必要がある。

### 2）「やりたい」という気持ちの確認

　"食後には歯磨きを行う"などのように，習慣化された行動以外では，行動
を起こす前には「やりたい」「やろう」という気持ちが必要である。さらに，
「やりたい」という気持ちが強いほど行動する可能性は高くなる。

　本事例は，ボランティア活動や趣味活動に対して，「やりたい」という気持
ちはあるようであるが，他にもっと「やりたい」という気持ちの強い活動は
ないか確認をしてもよいかもしれない。

### 3）活動実施のための計画立案

　本事例では，患者本人にボランティア活動や趣味活動を「やりたい」とい
う気持ちはあるが，「左腕が使えないから」と言い，実施できていない。

　「やりたい」という気持ちがある場合には，行動計画と対処計画を立案する
ことで活動の実施につながりやすくなる[1,2]。行動計画とは，その活動を，「い
つ」「どこで」「どのように」行うかという計画である。例えば，"朝8時頃
朝食の後に，庭の花壇で，右手にじょうろを持って花に水をあげる"という
ようなものである。対処計画とは，その活動を行うことが困難になる場面と

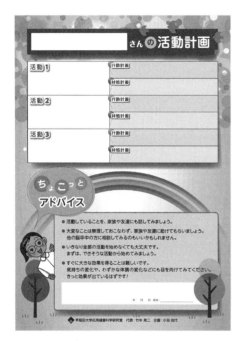

**図1-3　筆者が支援で用いている行動計画・対処計画記入用シート**[2]

そのときの対処法をあらかじめ考えておくことである。例えば，"疲れているときにはつまずいて転びやすくなるので，じょうろは使わずに，散水ホースで大まかに水やりをする"などである。これらの計画は，より具体的で，実行できるという自信感が高いほど，活動の実施に有効である[3]。

行動計画の「どのように」にあたるが，後遺症があったとしても，動作方法を工夫したり，補助具・福祉用具を用いたりすることで，希望する活動の実施が可能になる場合が多い。通所リハビリテーションで，理学療法士や作業療法士らと動作方法を確認したり，補助具・福祉用具の導入についてアドバイスを受けたりすることが勧められる。また，対処計画の「活動を行うことが困難になる場面」は，本症例の「疲れているときにつまずきやすくなる」のように後遺症が関わる可能性がある。医師，理学療法士，作業療法士らから話を聞き，症状を理解しておくことも必要かもしれない。

### 4）活動実施状況の確認と計画の見直し

行動計画および対処計画を立案し，活動を行い始めた後には，定期的に活動実施状況の確認を行う（図1-3）。計画通りに活動を実施することが難しかった場合には，活動の難易度を下げたり，頻度や回数を減らすなどの見直しが必要である。計画通りに活動を実施できた場合には，頻度や回数を増やしたり，新たに挑戦したい活動を設定し，行動計画と対処計画を立て直したりする。見直しの回数を重ねるごとに，徐々に支援者からのアドバイス等の支援の量を減らしていき，最終的には，本人が主体的に活動や計画の見直し

を行えるようになることを目指したい。

## （3）支援実施中・後の予想・期待

　患者の視点を生活の中で行いたい活動・参加に向けさせ，その活動の開始・継続を促すことができれば，危惧されている閉じこもりを予防できる。さらに，本人が主体的に活動や計画の見直しを行えるようになり，さらに活動・参加場面が広がっていくことで生活の質（QOL）の向上に寄与できると考えられる。

## （4）健康心理学の眼から

　本事例では，活動を「やりたい」いう気持ちはあったが，もし，活動を「やりたい」という気持ちさえない場合には，「やりたい」と思える活動の選択から支援が必要である。

　活動の内容や，行動計画・対処計画を具体的にするためには，対象者の症状，生活パターン，利用できる資源などを知っておく必要がある。必要に応じて，本人のみならず，他の医療専門職らや家族からの情報収集を行い，本人に適合した活動の内容や，行動計画・対処計画を提案したい。しかしながら，アドバイス等の支援を行いすぎてしまうと，活動の内容や行動計画・対処計画が理想の押し付けになってしまうことがある。実行できるという自信感を高めるためにも，各計画が支援者の理想の押し付けにならないよう，アドバイス等支援の程度については注意したい。

 さあ，ディスカッション！　ヒントはこちら→

以下について考えてみましょう。
1）Aさんが，機能回復だけでなく活動・参加へと視点を変えるためにはどのような支援ができるか。
2）行い始めたい・継続したい活動の「行動計画」を立ててみよう。
3）行い始めたい・継続したい活動の「対処計画」を立ててみよう。

# 2-3 在宅介護者が倒れてしまわないために

　Aさん（45歳，会社員）は，夫（47歳，会社員），長女（20歳，大学生），実母のBさん（72歳）の4人で暮らしています。Aさんと夫は共働きで，家事はBさんに頼っていました。Bさんは，穏やかな性格で，家事にやりがいを感じ，家庭菜園を趣味として日常生活を送っていました。しかし1年ぐらい前から，リビングでソファに座っていることが多くなり，好きだった家庭菜園にも関心を持たなくなりました。食事をした後も「食事はまだかしら」「私だけ食事を作ってもらえない」といった発言がみられるようになりました。Aさんは，Bさんの様子を家族に相談しましたが，夫は仕事が忙しく，長女も大学の授業やサークル活動があり，家族で話し合う時間がとれずにいました。Aさんは責任感が強く，「自分を育ててくれた母の世話はしっかり行いたい」と，仕事をしながら，Bさんの世話とすべての家事を頑張って行っていました。

　ある日，Bさんが，財布は鞄の中にあるのにもかかわらず「お財布がない」「Aさんに盗まれた」と言って部屋を探し回るという出来事がありました。Aさんは，なぜそのようなことを言われたのかが理解できず，ショックで気分が落ち込むようになりました。仕事を辞めたほうがいいのかと悩むようになり，家族に相談したところ「認知症専門の外来へ相談したらどうか」という提案があり，Bさんと一緒に認知症専門の外来へ受診することを決めました。

## （1）課題の整理

　今回の事例は，主介護者であるAさんが一人で介護を頑張りすぎてしまったケースである。Aさんは，一人で介護を行うようになり，仕事中心のライフスタイルから，介護や家事もプラスされたライフスタイルへと変化した。Aさんは，介護という大きな問題に対処するためのリソース（資源）が獲得できていなかったことによって，気分が落ち込むようになったと考えられる。家族に相談することがなければ，Aさんの介護疲れ（介護に伴う身体的疲労や精神的疲弊の蓄積）は持続し，抑うつやうつ状態といった心身への影響の可能性も出てきていただろう。

　評価（アセスメント）は，被介護者によって介護者のライフスタイルにはどのような影響が与えられているのか，また，介護者が介護問題に対処するリソース（資源）を獲得できているのか，という2つの視点で行うことが必

要である。

## （2）支援のポイント

### 1）在宅介護者のストレスマネジメントへの働きかけ

　在宅介護者のストレスマネジメントは，介護ストレスからの影響を緩衝できるように支援することが重要である（図 1-4）。

　①**一次的ストレッサーの評価**：一次的ストレッサーの評価は，その事柄が自分にとってストレスフル・無害・無関係かどうかを判断する段階である。Aさんのストレスに対する認知的評価や介護負担感，心身の状況，家族関係や仕事の状況などを総合的に評価する必要がある。代表的な評価尺度として，Zarit 介護負担尺度日本語版（J-ZBI）[1]，主観的介護ストレス評価尺度[2]，在宅介護者用ストレス自己診断テスト[3] がある。

　②**二次的ストレッサーの評価**：二次的ストレッサーの評価は，ストレスフルな状況への対処をどうしたらよいかを検討する段階である。Aさんのストレスの原因となるものは何か，ストレスに対してどのような捉え方をしているかなどを整理する。そして，Aさんが自分のコーピングタイプを把握して，場面に応じた具体的な対処方法を獲得することが重要である。

### 2）ストレス軽減のためのリソース

　①**場面に応じたストレスコーピングの獲得**：コーピングは，問題焦点型と情動焦点型の2つに大きく分類される。介護ストレスに対しては，主に情動焦点型コーピング（自分の考え方や受け止め方を変える）の方法を用いるとよい。情動焦点型コーピングの中には，認知的再評価型コーピング（物事の見

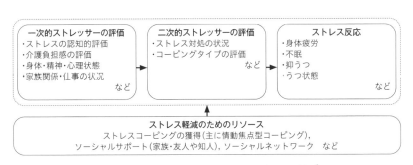

**図 1-4　家族介護者の負担の概念モデル（一部改変）**[4]

方を変えてポジティブシンキングを行う），情動処理型コーピング（人に聴いてもらうことで気持ちの整理や感情を発散する），気晴らし型コーピング（趣味・運動・リラクセーションなど気分転換を図る）といった方法が含まれている。ストレス場面に応じて用いることができるように，レパートリーを身につけることが重要である。

　②介護者へのソーシャルサポートとソーシャルネットワークへのアプローチ：ソーシャルサポート（社会生活上の支援）は，個人を支える人間関係で，家族，友人，近隣，コミュニティ，ボランティアなどをいう。ソーシャルネットワーク（社会関係）は，個人を支える社会関係を指し，社会福祉施策（医療費，法律，保険），認知症の専門機関，地域の相談窓口などのサポートシステムがあげられる。

　Aさんの場合，介護と仕事の両立が難しくなる前に，家族や友人などのソーシャルサポートを活用することが重要となる。さらに，介護生活は長期にわたることが多いため，認知症に関連するソーシャルネットワークの情報提供も必要となる。ソーシャルサポートは，多様なソーシャルネットワークを通して個々に提供されることもあるため，双方の連携が重要である。

## （3）支援実施中・後の予想・期待

　介護初期の段階では，介護者が被介護者の発言や行動の変化にとまどいや不安を感じている場合が多い。介護者には，被介護者の発言・表情・行動の変化と，それに対する自分の反応（感情・行動）を整理することから始めてもらう。そして，介護者が自分のストレスコーピングの傾向を知り，場面に応じた情動焦点型コーピングのレパートリーを獲得できれば，多様な介護ストレスに柔軟に対処できるようになると予想される。

## （4）健康心理学の眼から

　在宅介護者は，「介護をしている人」である前に「生活を営む人」として存在している。各家庭の介護問題は様々であり，一人で介護するには身体面・精神面・社会面で大きな負担を伴う。介護疲れの状態が長期間持続すると，介護者自身の心身への影響のみならず，被介護者にとっても適切な介護を受けられない事態を招くことになる。介護者の健康促進と，介護を伴うライフス

タイルの再構成に対して支援することが重要である。そして，場面に応じた
ストレスコーピングの獲得，ソーシャルサポートやソーシャルネットワーク
の情報提供やその活用ができるように支援する必要がある。

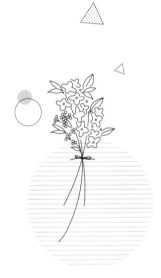

Discussion **さあ，ディスカッション！**　　　ヒントはこちら→

以下について考えてみましょう。
1) 実の親を在宅で介護する場合，介護ストレスとなるものには何があるか。
2) 在宅介護者がストレスに対処するためのストレスコーピングには具体的に何が
　あるか。
3) 在宅介護者に対するソーシャルサポートと認知症に関連するソーシャルネット
　ワークには具体的に何があるか。

Column
*A-3* 社会福祉士　健康増進とコミュニティソーシャルワーク

　コミュニティソーシャルワークとは，生活上の困難を抱える人に対して，その地域に出向いて相談に応じて必要なサービスや専門機関をつなぎ，地域の中で支え合うセーフティネットの体制づくりに取り組むものです。

　私はNPO法人に所属し，地域の高齢者の健康増進や，医療・介護専門職の多職種連携に向けたネットワークづくりに関与しました。例えば，認知症サポーター養成講座の講師として公民館などに出向いたり，認知症の人やその家族が日頃の悩みを気軽に相談できる場として認知症カフェを開催したりして，地域住民が抱える様々な悩みや課題を共有し，解決に向かう場を育てました。また，医療・介護の職種の枠を超えて協働してクライエントの支援ができるよう，情報共有の仕組みづくりや専門職連携教育を活用した研修会の開催など，多職種の連絡・調整係の役割を遂行してきました。

　健康は大切だと頭でわかっていても，行動はなかなか変えられません。個人ごと，地域ごとに行動変容の動機と準備状態が異なる点に留意して，個々のステージに合わせた働きかけが必要でした。認知症カフェで「認知症のことなどわからないから病院に任せていたらいい」と消極的な意見が出たときには，「今から認知症役と介護者役に分かれて，いろいろな声のかけ方を試してみましょう」とソーシャルスキルトレーニング（SST）をベースにした寸劇を実施しました。認知症の人の思いや，介護者として望ましい接し方は座学では伝わりにくいものですが，和気あいあいと寸劇をする中ですーっと伝わっていく様子がうかがえました。また寸劇で仲良くなった人たちが，定例会以外でも自主的に会ったり，地域の認知症の人の見守りやごみ出しを手伝ったりと，様々に活動を派生させていきました。こうした経験から，各人が持つ力をうまく発揮・促進させることがすべての要になることを実感しました。たとえ健康に不安を抱えていても，障害や認知症があっても，要介護であっても，様々な活動に関わり良好な人間関係をもって社会に参加することを機に，人生の目的や役割が見出され，生きがいが生まれ，健康の維持増進がもたらされていました。

　これからも社会福祉の視点から健康を考えつつ，住民同士で相談し合い支え合う，豊かなソーシャルキャピタルを持った地域共生社会の実現に向けて努力していきたいと思います。

Column
A-4　**非営利団体・療育者**　健康心理学に基づいたポジティブな発想の大切さ

　療育は，障害のあるお子さんが円滑に生活を送れるように，また将来的には社会的な自立生活ができるように，学習支援や動作・運動，生活スキル，対人スキル，集団行動などのトレーニングを行う取り組みです。

　私が勤務する発達支援事業所には，学齢前〜中学生までの発達障害のあるお子さんが通われています。お子さんが療育を受ける理由は，学校や保育園・幼稚園，家庭などの場面で，集団行動ができない，学習についていけない，対人関係がうまくできない，などといった「問題」があるためです。

　問題を減らすことはもちろん大切ですが，問題にばかり着目することは，子どもにとっても大人にとってもつらいだけでなく，効果的ではないことがわかっています。その点，健康心理学にはポジティブな視点でwell-beingを目指すという特長があります。

　この視点に基づいた発想が最もよく現れている療育活動を紹介すると，例えば，子どもが「たこ焼きが食べたいな」と発言したら，「じゃあ，みんなでたこ焼きパーティーをしよう」と企画として採用します。たこ焼きパーティーと一口で言っても，準備から後片づけまでの過程には，必要な物は何かを考える，一人何個ずつたこ焼きを食べるには全員分で何個作ればよいかを計算する，買い物や用具の用意，調理といった必要な役割を洗い出してそれらを分担する，協力して片づけを行うなど，様々なスキルが求められます。これらについて，療育者は監督に徹してなるべく手を出さないようにし，できるだけ子どもたちの力で実現するように意図します。子どもにはそれぞれ苦手なこともありますが，楽しみにしている共通の目標があると，互いに力を合わせて乗り越える姿を目にすることができます。

　このように「美味しい」「楽しい」といったポジティブな期待や経験は，自発的な行動を強化し，学習効果を増大させる点で認知行動療法とも整合性がありますし，生活のリアリティのある文脈の中で療育を行うことで，子どもたちはスキルを学習するだけでなく，自らの力で「たこ焼きパーティー」を実現した達成感や自己効力感を得ることができます。

　近年，「できることを増やすことが良い」として，様々な知識や技能を教えることに特化した療育もあると耳にします。それらの取り組みも，健康心理学的な発想をもって行うことができれば，そのお子さんのwell-beingの実現に，より貢献しやすくなると思います。

# 3  地域に健康な暮らしの場を創る

## 3-1  高齢者がコミュニティで活躍する方法

> シナリオ

　Aさん（73歳男性）は，妻と二人暮らしです。65歳で定年退職するまで仕事一筋で勤め上げてきました。退職したての頃は，元職場の同僚たちと一緒に好きなバードウォッチングや散策などの趣味に勤しんでいましたが，次第に疎遠になり，一人での活動が増えていました。71歳の頃，散策中に，以前はまったく問題なかったような坂で転んで怪我をしてから，外出することに少し不安を覚えるようになりました。家族からも「もう年だし，また転ぶと危ないから」と，一人での散策を注意されるようになったこともあり，近頃は家から外に出ることが少なくなっています。

　Aさんは身の回りのことは自分でできますが，食事や家の掃除などは妻が行ってくれていますし，欲しい物があるときは，近所に住んでいる娘夫婦が買ってきてくれます。そのため，毎日の生活で不自由することは特にありません。ここ最近は，庭先のポストから新聞を取り入れることがAさんの日課になっていますが，その他の家事や用事などはすべて妻や娘が担っています。

　仕事一筋の生活が長かったため，Aさんと近隣の人たちとの間にはあいさつ程度の交流しかありません。少しは地域の人たちとも交流を深めようと，先日，妻が楽しそうに毎週通っている地域の集まりにAさんも一緒に参加しました。しかし，参加者のほとんどが女性で，おしゃべりが得意ではないAさんは気後れし，それきりになってしまいました。それ以降，ますます外に出る意欲もなくなってきており，家族にも迷惑をかけないよう，1日のうちのほとんどを，自室で本を読んだりテレビを観たりして過ごしています。

### （1）課題の整理

　この事例では，加齢による身体機能の低下がみられている時期の転倒によって，男性の外出する自信（自己効力感）が低下している状態にあると思われる。そこに加え，家族による日頃の関わり方が本人の外出行動や自立を阻害し，出かける自信の低下を増長させている可能性がある。また，退職するまで近隣との交流がほぼなかったため，地域に居場所がない。さらに男性の高齢者が新しく社会参加しやすいような場に関する情報も入手できていないため，ますます閉じこもり気味になっている。

## （2）支援のポイント

### 1）本人の外出に対する自信（自己効力感）のアセスメント

　今回の事例では，加齢による身体機能のゆるやかな低下が認められるものの，日常生活において誰かのサポートが必要な状態ではない。しかし一度転倒したことから，一人での外出に自信が持ちづらくなっており，そのことが外出行動を妨げている。現在，どの程度，外出に対する自信が低下しているかを，外出に対する自己効力感尺度[1]などを用いて，的確にアセスメントすることが先決である。この結果をもとに，自信を高めるような支援につなげていくことが重要である。

### 2）家族の関わり方を見直す支援を導入する

　事例にあるように，危ないからといって高齢者の一人での外出を止めたり，本人の代わりに買い物や用事などを行ったりするといった，家族の「良かれ」と思っての過保護な関わりは，実際には本人の自立を阻害し，ますます外に出かける自信を失わせる。「もう年だし」という年寄り扱いは，老いに対する負の受容となってしまうのである。家族がこのような仕組みを理解し，まずは高齢者本人が自分でできる買い物や家事などについては家庭内で担う役割を増やすことで，本人の自己有用感を高めるような支援につなげることができる。また家族内での会話が少なくなっていたり，本人がやりたいと思うことをサポートしていなかったりする場合に閉じこもり傾向が加速しやすいため，家族の関わりチェックリスト[2]などを用いて（表1-3），日頃，どのような関わりをしているかアセスメントし，得られた結果をもとに家族に対する助言を行い，家族に理解してもらう働きかけも求められる。

表 1-3　閉じこもりをもたらす同居家族の関わりチェックリスト[2]

| 質問項目 |
| --- |
| 1　本人の代わりに買い物などちょっとした用事をしている |
| 2　出かける時，家族の誰かが送迎をしている |
| 3　本人のやりたいようにさせている |
| 4　日ごろから会話をすることが多い |
| 5　助言をしても言うことを聞いてくれないことがある |
| 6　日ごろから本人のことを頼りにしている |

注）回答の選択肢は「まったく当てはまらない（1点）」「あまり当てはまらない（2点）」「当てはまる（3点）」「よく当てはまる（4点）」として合計得点を算出する。ただし項目番号3，4，6は得点を逆転させる。

### 3）男性が参加しやすい場所に関する情報提供を行う

　性役割に関する文化的な影響や，女性のように，おしゃべりだけの集まりなどへの参加を苦手とする男性は，総じてコミュニティの活動に参加しない傾向にある。中でも，事例のように定年まで仕事に従事し続けてきた男性は，もともとコミュニティに居場所がないため，退職後は新たに他者との交流や対人関係を構築しなければならず，孤立のリスクが高い。男性が活動に参加しやすい要件の１つとして，そこに参加するための「外的基準」が明確であることが必要とされる。例えば，ボランティア活動や自治会活動などへの参加があげられる。さらに，同性の参加者が多いことや年寄り扱いされないことも重要な要因である。一方で，女性は多岐にわたる活動に参加する傾向が認められており，男性ほどの抵抗感がない。このような要因を踏まえたうえで，性別や年齢にあった活動の場に関する適切な情報提供が有用である。

## （3）支援実施中・後の予想・期待

　家族の関わり方を本人の自立を促すものにする，また，外出の自信を高めるための声掛けをする，一緒に出かけるなどの支援を行うことで，本人がコミュニティに参加するハードルが低くなる。さらに，本人の特性や強みを活かして参加しやすいような活動に関する情報を提供することにより，コミュニティでの活躍も期待できる。例えば，小学生の登下校の見守りボランティアなどへの参加は，子どもたちやコミュニティにとっての安全・安心につながることはもちろん，見守る側である高齢者の外出の自信を高め，「役割を担っている」という自己有用感も高まる。さらにそれらが本人の心身の健康の維持や向上にもつながっていくため，コミュニティでの継続した活躍が期待できる。

## （4）健康心理学の眼から

　「もう年だから」という老いのネガティブな受容を，家族を主とした他者による関わり方によって促進してしまわないことが，本人の心身の健康と共に，コミュニティへの参加意欲においても重要である。その際，支援者は本人だけでなく家族への助言においても押し付けがましい態度にならないことが求められる。また，本人の外出に対する自信のなさについても理解を示したう

えで，どのようにすれば自信を回復していくことができるかを検討し，家族のサポートを含めた小さな外出を繰り返し行うなどの成功体験を重ねていけるように支援することが必要である。性別や年齢を考慮した参加しやすいコミュニティの場に関する情報収集・提供のみならず，本人が参加できたコミュニティで活躍できるよう，これまで培ってきた人生経験などからの本人の強みを把握することもあわせて求められる。

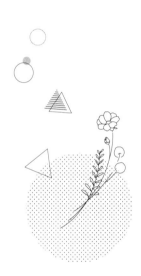

Discussion **さあ，ディスカッション！**　ヒントはこちら→

以下について考えてみましょう。
1) 高齢期ではふとしたきっかけで，外出に対する自信が低下しやすい。事例では転倒があげられていたが，他にどのようなことが考えられるか。
2) 高齢者の外出に対する自信を高めるために，本人，および家族に対してどのような助言や支援を行うことが適切か。
3) 高齢者がコミュニティに参加し活躍していくために適した情報を提供するうえで，男性，女性，それぞれにどのようなコミュニティの場が考えられるか。

# 3-2　子育て支援の最前線で実践したいこと

　Aさん（31歳女性）は5か月になる男児の母親で育児休業中です。妊娠から出産までは特に問題なく過ごせていましたが，出産後に気持ちがふさぎ込むことが多くなりました。夫は多忙で帰宅も遅く，夫婦共に両親は他界しているため，身近に頼る人がおらずワンオペ育児をしている状態です。まだ，子ども同士で遊べる年齢でもないため，地域のコミュニティには参加したことがありません。

　Aさんは学生時代から優等生で，仕事でも高い評価を得ていました。どんなことにおいても努力をし，結果を出すことに喜びを感じる経験を多くしてきました。責任感が強く，人に頼ることよりも自分で解決することを大事にしてきました。妊娠中には育児本をたくさん読み，どうやったら理想的な子育てができるかを考えながら準備をしてきました。育児においても今までと同じように努力すればうまくいくと信じていましたが，夜泣きがひどく扱い方が難しい子どもにどう接してよいかわからず，子育てに自信を失い，不安を感じるようになりました。

　また，Aさんは仕事に生きがいと確かな手ごたえを感じていたため，育児休暇をとることで，自身のキャリアに空白の期間ができてしまったようにも感じてしまいます。出産したことを悔やむような日もあり，泣いている子どもを見ているとイライラしてしまい，つい手を上げてしまいそうになることもあります。そのような気持ちになる自身に嫌気がさし，子育てに向いていないのではないかと考えるようになりました。

## （1）課題の整理

　今回の事例は育児休業中のワンオペ育児により，精神的疲労を抱えたケースである。Aさんはそれまでの人生で，人に頼らないで努力することを大切にして生きてきたことから，「助けて」という声が出せなかったがゆえに，精神的に追い込まれた可能性が考えられる。

　夫が多忙であり両親も他界していることから，気軽にサポートを頼める状況にないことがわかる。地域のコミュニティにも参加していないことから，同じ立場である親同士の関わりや，地域のサポートなどがなく，孤立した子育てをしている可能性がある。

　仕事に生きがいを感じ，評価もされていたことから，育児休暇の取得によって自身のキャリアに空白の期間ができたと感じ，子育てをポジティブな経験と捉えることができなくなり，精神的負担が増している可能性がある。子どもが泣き出すとイライラしてしまい手を上げそうになることから，対処の方法がわからず混乱している可能性が考えられる。

## （2）支援のポイント

### 1）必要なサポートを受けるために認知と行動の変容を促す

　これまでの経験から，「人に頼ってはいけない」「自分が努力さえすればうまくいく」「甘えてはいけない」という信念があることが考えられる。その結果，サポート希求ができず，必要なサポートが得られていないことに着目し，不合理な認知や行動をより合理的なものに変容できるよう支援する。また，育児が思い通りにいかないことに対して感じるストレスへの耐性を高めることも必要である。完璧であることを求めていないか，うまくいかないのは自身の責任だと感じていないかなど，考え方の癖を検討することも必要である。自分の体験と状態を総合的に理解するためのアセスメントシート[1]を用い，現在の状況を客観的に捉えられるように促す。また，不安に関しては育児中に多くの親が経験するものであり，自身の性格や考え方によるものだけではないことに気づきを与える。不安が強い場合には，医療機関との連携についても検討する必要がある。

### 2）家庭内でのサポート，家庭外からのサポートについて検討する

　育児中の母親にとってソーシャルサポートが得られることは，ストレスの軽減や育児不安の緩和につながるものである。しかし，必要としているものと与えられるものに相違があった場合には有害になることも指摘されている[2]。本人にとって有益なソーシャルサポートは何かを見極め，サポート源を検討する必要がある。ハウス（House, J. S.）は，ソーシャルサポートには，情緒的サポート・情報的サポート・道具的サポート・評価的サポートの4つの種類があるとしており[3]（表1-4），それぞれ求めるサポート源が異なることが考えられる。家庭内で得られるソーシャルサポートは，夫がサポート源である。家庭外サポート源には，ファミリーサポートセンター，地域子育て支援拠点，子育て短期支援制度，保育施設，保育ママ制度，児童相談所，各種

**表 1-4　4 つのソーシャルサポート（A さんの場合）**

| サポートの種類 | どのようなサポートか | 家庭内のサポート | 家庭以外のサポート |
|---|---|---|---|
| 情緒的サポート | 共感し受容する | ・不安や孤独，大変さに共感する。「わかるよ」「つらかったね」「一人で抱え込まないで」「一緒に考えよう」など寄り添う姿勢を見せる | ・子育て支援拠点支援員からの共感<br>・おでかけ広場等地域のコミュニティにおける同じ立場の親同士での共感<br>・各自治体の子育てに関する無料相談の利用 |
| 情報的サポート | 問題解決のために間接的に関わる | ・家庭に必要な子育て情報を獲得する | ・地域の子育て支援センターの専門スタッフからアドバイスをもらう<br>・子育て女性健康センターに相談し不調時の相談先についてアドバイスをもらう |
| 道具的サポート | 問題解決のために直接関わる | ・夫も育児休業制度を利用する<br>・夫が子どもと出かけ，一人で過ごせる時間をつくる<br>・家事の分担を見直す<br>・休日は夜泣き時にあやす役割を交代する | ・ファミリーサポートセンターに登録し，必要なときに子どもを預かってもらう<br>・一時保育を利用し，気晴らしの時間を設ける |
| 評価的サポート | 行動や考えを評価する | ・ねぎらいの言葉と感謝を伝える。「いつもありがとう」「よくやってくれてるね」 | ・乳児家庭全戸訪問や検診における声掛け。「よく育っていますよ」「頑張っていますね」 |

SNS 相談等がある。支援する際には，必要としているサポート，またサポート源について把握し，希求する行動がとれるよう促すことが望ましい。

**3）子育てにより得られるポジティブな側面について検討する**

　妊娠，出産，育児の経験をする時期は，人生における転換期の 1 つであるといえる。転換期にはストレスを感じることも多いが，転換期に伴うポジティブ感情に焦点を当てることが大切である[4]。「キャリアに空白の期間ができてしまう」と感じる気持ちに共感しつつ，子育て経験が復職後どのように活かせるかについて検討していくことで，現在の状況に対して前向きに捉えられるように支援する。具体的にどのような変化があったかをヒアリングしていくとよい。

　子育てを通じた親の変化として最もよくあげられるものの 1 つが「視野の広がり」である[5]。子育てを通してどのような視野の広がりがあったかを聞き取り，そのことに共感し支持していくことが支援となるだろう。

## （3）支援実施中・後の予想・期待

　誰にも頼ることができなかった孤独な子育てから，必要なソーシャルサポートを適切なサポート源に求めることができるようになることが考えられる。抱えていた負担が軽くなることにより，精神的疲労が軽減されることが期待される。ソーシャルサポートを得ることに心理的報酬を感じることで，今後のサポート希求も強化されるであろう。経験したことのポジティブな側面を見つけることで，子育てを自身の強みの1つとして捉えることができるようになり，自己肯定感が高まることが考えられる。ソーシャルサポートを得ることや自己肯定感の高まりから，困難な場面に遭遇した際にも柔軟な対応が可能になることが期待できる。

## （4）健康心理学の眼から

　子育てによるストレスには，孤独や不安などによる精神的ストレス，睡眠不足などによる身体的ストレスなど，様々なものがある。子育て中の親のストレスは，親自身の心身の不調だけにとどまらず，虐待などに発展し，子どもへの影響も問題となることがある。そのような状況を未然に防ぐことが健康心理学的な支援といえる。子育て支援においては制度化も進められており[6]，サポートを求める敷居は低くなってきているものの，子育て中の親の考え方や情報量の少なさにより，適切なサポートが行き届いていないことも考えられる。必要な支援が必要な人に行き届くことは，子育て中の親にとっても，社会全体にとっても，大きな利益を生むことが期待できるだろう[7]。

 **さあ，ディスカッション！**　　　ヒントはこちら→

以下について考えてみましょう。
1）Aさんがソーシャルサポートを求められないのはなぜか。
2）Aさんに必要な4つのソーシャルサポートはそれぞれどのようなものか。
3）子育て経験のポジティブな側面にはどのようなものがあるだろうか。

# 3-3　災害時と復興の過程でできること

学校でのストレスマネジメント

シナリオ

　大地震直後から学校の体育館は，被災者の緊急避難所となっています。2週間が過ぎて余震が落ち着くと，学校は教育機関として再開します。駐車場と化した運動場は，体育の授業では使えません。被災者たちは不安と焦燥感，怒りと混乱，そして憂うつに悩まされています。

　Aさん家族は自宅が全壊し，避難所から通勤。奥さんのBさんと長男のCくん，長女のDちゃんと身を寄せ合う日々を送っています。

　子どもたちは，昼間は教室で授業。体育は教室を使った軽い運動程度。授業が終わるとCくんはスマホゲームに熱中。友達を失ったDちゃんは体調が優れません。Bさんは帰宅した夫Aさんと将来もこの街で生活するかどうかについて話しますが，イライラが募って口喧嘩が絶えません。他の被災者家族も同様で，主婦同士で時おり愚痴を言い合って憂さを晴らします。子どものために何か良い解決策がないかと情報交換もします。地震災害が子どもの心の成長に悪影響を与えていることは確かです。

　そんな折，担任の先生や養護教諭，スクールカウンセラーたちに相談する機会ができました。再開された教育活動の現状を聞き，何か協力できることはないかと語り合い始めました。クラスの子どもたち全員を対象とした**ストレスマネジメント**教育をすることになりそうです。

## （1）課題の整理

　被災地の避難所となっている学校で，子どもたちの集団を対象とする，ストレスマネジメント教育に協力することが課題である。被災児童は，CくんやDちゃんのように，震災直後の恐怖体験や喪失体験を起因とする**ASD**（急性ストレス障害）の症状を呈している可能性がある。無理やりつらい体験を思い起こさせることは，心の傷（**トラウマ**）による不安や抑うつ，精神的混乱状態などの症状を増悪させる可能性がある。授業活動や遊び，友達との会話によって，これらの症状は徐々に落ち着いてくる。しかし中には半年後からこれらの症状が新たに出現し，心身症の症状が長期化・慢性化することがある。あるいは不適応行動が顕著となって，**PTSD**（心的外傷後ストレス障害）と診断される事例がある。

## （2）支援のポイント

　授業やホームルーム活動を使って「ストレスマネジメント教育」を行うことで，ASD から PTSD への移行を防ぐ効果がある。

　図1-5 は，阪神淡路大震災の折に筆者らが開発した「自分を知ろうチェックリスト」[1,2,3] の一部である。震災後の子どもが訴える 24 の症状をイラストで示し，担任教師や指導者が「このような症状が君たちにもあるかな，ないかな？」と問いかけ，症状がないと判断すれば回答欄の左側，あれば右側を選び，その程度を，まったくないの「ないないない（1点)」から完全にある「あるあるある（6点)」で回答させるというものである。

　子どもは 24 の質問に答えることによって，震災を経験するとどのような症状が現れるか，また，自分にもそのような症状があるならどの程度あるかを知ることができる。

　こうした「自分を知ろうチェックリスト」を用いた授業の後，用紙を回収し，マニュアルに従って採点し，不安，うつ，混乱，愛他の 4 尺度の得点を求める。阪神淡路大震災時の資料と比較し，災害後 3 か月，半年，1 年後の標準値と比較して，対象児童の個々の心身状態が把握できる。またクラス全体の様子を他のクラスと比較することや，子どもの受けた震災被害との関係

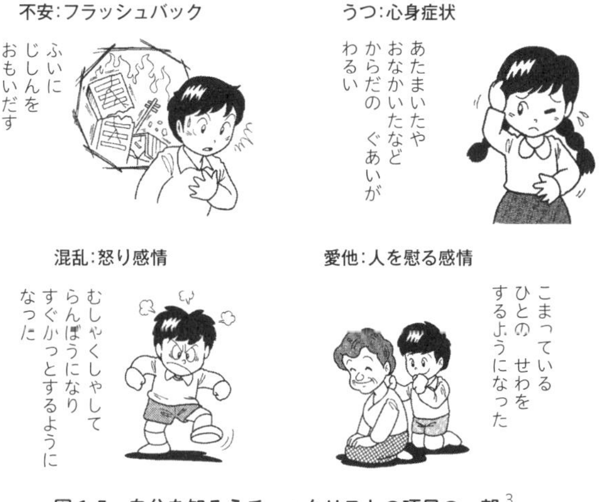

**図1-5　自分を知ろうチェックリストの項目の一部** [3]
不安，うつ，混乱，愛他のそれぞれの代表的なイラストを示す。

を理解するのにも役立つ。

### 1) 不安得点が高い子どもへの指導

不安症状を抑える**リラクセーション**法を教えたい。教室を薄暗くし，バッハの「G線上のアリア」など静かな曲を流し，目を閉じてゆっくりとした腹式呼吸の方法を教える。1で吸って2で止め（緊張），3・4・5・6で吐く（弛緩）。弛緩に合わせ「気持ちが落ち着いている」と声を出さずに呟く。利き手に注意し「ダラーンと重たい」と呟く。4〜5分続けるだけで心拍数が減ることを，前後で脈拍測定をして確かめるとよい。

### 2) うつ得点が高い子どもへの指導

うつ気分を改善するには，息が切れない程度の運動を，楽しく4〜5分続ける**アクティベーション**が効果的である。運動によって気分は高揚し，うつ気分は去り，その後椅子に座って落ち着くとリラクセーションと同様の効果が生まれる。体育の時間を利用して，ウォーキングやジョギング，ダンスやリズム体操の指導時に教えることができる。

### 3) 混乱得点が高い子どもへの指導

震災直後の子どもにとって，地面が揺れたり割れたりするなどの体験は想定外であり，理不尽さに納得できず精神的な混乱状態となる。男子で特に顕著で，怒り感情を伴うと喧嘩沙汰となる。混乱状態を鎮めるには時間が必要で，理科や地学の授業時間に地震のメカニズムや，物や人に当たっても解決しない地球規模の現象であることを教える。振り返ることができるタイミングがくれば，地震発生後の思い出を静かな雰囲気で話し合ったり，文章や絵に記録して文集を編集したりすることなどが教室内指導として効果的である。

### 4) 愛他性を育む指導

愛他性は不安反応と連動して現れる，他者からの支援に対する自然な感謝の感情である。愛他性は将来の**PTG**（心的外傷後成長）へとつながるので，支援者に対する感謝の手紙作成を通じて育むことができる。

## (3) 支援実施中・後の予想・期待

「自分を知ろうチェックリスト」への記入，そしてその結果のフィードバックを受け止めることによって，子どもたちは新たな知識を体験的に理解することとなる。それは，①誰もが地震によって不安，うつ，混乱などのストレ

ス反応を示すことを知り，自分だけが変な状態になったのではないと思えるようになること，②不安にはリラクセーション，うつにはアクティベーション，そして混乱には文集作りが，科学的に効果が認められていることを理解すること，である。

### （4）健康心理学の眼から

　リラクセーションやアクティベーションなどの技法は，子どもたちには神秘的なものと映るかもしれない。科学的な説明を加え，脈拍数や体温など客観的な数値を用いて効果を確認させることが必要となる。

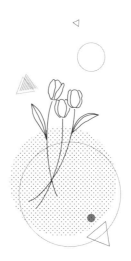

Discussion
## さあ，ディスカッション！
ヒントはこちら →

以下について考えてみましょう。
1）「自分を知ろうチェックリスト」を子どもに回答させるための台詞回しを考えてみよう。
2）リラクセーションやアクティベーションは本節で解説した方法以外にもある。どんな方法がよいか，調べてみよう。
3）震災後に行う本節の続きとして，様々なストレス事態に対処するためのストレスマネジメントについて考えてみよう。

# 3-4　コロナ禍で自分の健康を守る

┌─ シナリオ ─┐

　新型コロナウイルスの感染状況が思うように収束せず，私たちはほぼ3年間，自粛生活を強いられています。社会では経済の回復を目指し，元の生活に戻るための出口戦略を模索しています。しかし，オミクロン株の出現によって以前よりも感染が広がっていること，また子どもから子どもへ，そして子どもから家庭へという感染経路の変化，さらには新しい変異株の出現など状況は刻々と変わっています。

　そんな中，主婦のAさんの家族は，子どもが幼稚園で感染し，続いてAさんが発熱し，PCR検査の結果，陽性と判定されました。その後，Aさんの夫も感染が判明し，家族そろって自粛生活を余儀なくされました。自宅軟禁状態となった今，子どもはエネルギーを持て余し，夫も仕事で他の社員に迷惑をかけているという申し訳なさでいっぱいです。Aさんも同様に何よりも気をつけてきたのに家族全員が感染してしまったという後悔の念で苦しんでいます。感染による体調の悪さもあって，ちょっとしたことで家族内の言い合いが増えています。

　Bさんは，大手産院に勤める助産師です。入院中の妊産婦にも複数の陽性者が出て，Bさんだけでなく職員にも感染の不安が広がっています。子どもの保育園ではクラスターが発生し，登園できない状態ですが，産院の仕事は人手不足で休むわけにもいきません。陽性妊婦の世話も任され，感染の危険性が家族にも影響し，毎日の生活に不安が募るばかりです。まして，「みんながしんどい思いをして我慢している，だからみんなで頑張ろう」という院内での同調圧力は，結果的にBさんを追い込むことになり，家庭と仕事，子育てと仕事の間で苦しい日々が続いています。

## (1) 課題の整理

　COVID-19が収束しない中，将来への不安や閉塞感が増している今だからこそ，人々にはお互いの気持ちを尊重し合える社会や環境が必要とされている。また，COVID-19治療の最前線にいる医療従事者たちは，自分たちだけでなく，家庭の犠牲のもとに日々の激務をこなし，その負担は大変なものと推測できる。しかし，医療従事者たちが，「人々のために」という使命感を持ち，また自身に与えられた仕事を全うしようという義務感に縛られれば，さらにストレスが高じることになる。これらのストレスや激務は，COVID-19

の収束の方向性が見えない限り収まりそうもなく，今後も現在の状況が続くことが予想される。

　このような状態の中で，人々のメンタルヘルス対策として健康心理学が果たすべき役割は，メンタルヘルス問題を最小限に食い止めること，さらには予防的な観点を強調して事にあたることだと筆者は考える。社会では，からだの健康づくりとして，例えば「運動しましょう」「バランスの良い食事をとりましょう」「禁煙しましょう」というように，プロモーション活動が盛んに行われている。一方，こころの健康づくりに関しては，例えば「メンタルヘルスを悪くしないようにしましょう」「メンタルヘルスを良い状態に保ちましょう」というスローガンが叫ばれたとしても，では"どのように行ったらよいのか"という具体的な方法が示されていない。今こそ，メンタルヘルス問題の予防やそのプロモーション活動を普及啓発する試みが必要とされている。

## (2) 支援のポイント

### 1) こころのＡＢＣ活動

　「こころのABC活動」は，メンタルヘルス問題の一次予防に着目しており，ABCという覚えやすいセルフケア活動群の実践を推奨するキャンペーン型の介入である（図1-6a）。「こころのABC活動」を開発するにあたっては，例えば「ミーニングフル・アクティビティ*」「行動活性化」「ポジティブ心理学」など，従来から知られているメンタルヘルス・プロモーション（MHP*）におけるいくつかの根拠を参考にしている[1,2]。

### 2) 感情制御

　感情制御の際に適用されるStop-Relax-Thinkの方略を紹介する。Stop-Relax-Thinkは，従来，感情調整，すなわち感情の高まりに伴って衝動的に行動してしまうことを抑制する方法として適用されてきた[3]。すなわち，感情制御として，Stop：考えをいったん止め，Relax：短時間でできるリラクセーションを行い，Think：現実的な解決方法を考える，という一連の流れを行うことである。

### 3) 行動変容技法

　行動の習慣化を促す方略としては，If-Then Plans（実行意図手法）を紹

a

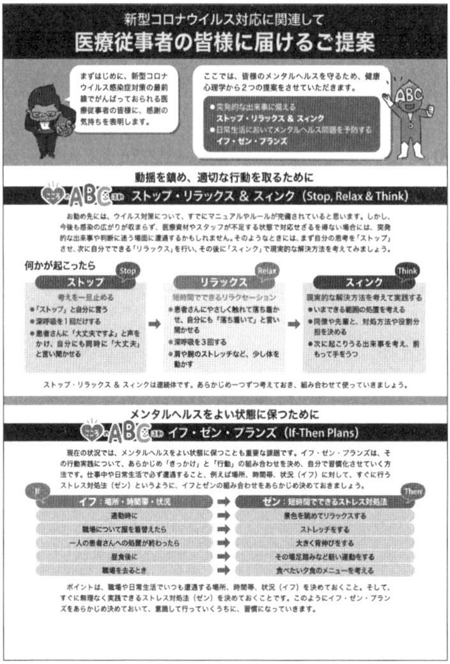

b

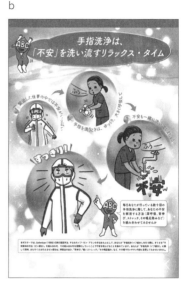

**図1-6a　医療従事者に向けたABC活動を提案するポスター**

**図1-6b　医療従事者におけるリラクセーションの習慣化を意図したIf-Then Plans**[8]

　介する。実行意図手法は，メンタルヘルスを良い状態に保つための方策を継続的に実施させることを意図して開発された方略である。遭遇することが予期される状況的な手がかり（If部分）に応じて，実践する行動（Then部分）を明示している。このプランでは，望むべき行動を継続的に実践させるために，予期される状況とその際に行うべき反応をあらかじめ決定しておき，意識的にその組み合わせを行うことで習慣化しやすくしている[4,5,6,7]。図1-6bでは，医療従事者を対象に，If部分（手指洗浄）とThen部分（リラクセーション）を組み合わせ，あらかじめリハーサルしておくことでMHP活動の習慣化を促すようにしている。

## （3）支援実施中・後の予想・期待
　上記で紹介した医療従事者用のメッセージ・ポスターのほか，一般成人用のポスターは，日本健康心理学会ホームページの「新型コロナウイルス感染

症への対応についての情報提供コーナー」(http://jahp.wdc-jp.com/news/covid.html) <sup>注)</sup>，早稲田大学応用健康科学研究室ホームページ（http://takenaka-waseda.jp/) <sup>注)</sup> に掲載している。メンタルヘルス問題の予防についてのセルフケア活動は，いくら情報提供されたとしても日頃から習慣化されないことには効果が見込めそうもない。本節で紹介したメンタルヘルス・プロモーションの効果については，日本健康心理学会第 34 回大会の広報委員会シンポジウムにおいて紹介した。特に医療従事者を対象とした調査では，無理のないセルフケアの方法として受け入れられた。

## （4）健康心理学の眼から

　医療従事者へのメンタルヘルス・プロモーションでは，突発的な出来事や判断に迷う場面において実践できる Stop-Relax-Think の方法を紹介している。特に医療機関において，業務の手順や緊急時の対応についてはすでにマニュアル化されているものの，突発的な事態が起こった際には感情調整が必要となる。また，日常生活場面で If-Then Plans を用い，メンタルヘルスを良い状態に整えられるように，あらかじめ If 部分と Then 部分を決め，頭の中でリハーサルしておくことでセルフケア活動の習慣化を促すようにしている。例えば If 部分では，いつも遭遇する場所・時間帯・状況を決めておき，Then 部分ではそれらに続けてすぐさま行えるセルフケア活動を組み合わせ，日頃からリハーサルしておくことで習慣化に役立てることができる。

---

注）本節の URL は 2022 年 3 月 22 日時点の情報である。

さあ，ディスカッション！　　　　　ヒントはこちら →　

以下について考えてみましょう。
1）Stop-Relax Think での Stop が必要とされる，対象者の仕事内容や日常生活において発生しやすい状況・場面，またその際に実施しやすい Relax や Think の内容の例にはどのようなものがあるか。
2）対象者の仕事内容や日常生活において発生しやすい「If 部分」はどのような内容で，その If 部分に続いて行いやすい「Then 部分」は何か。
3）これらのポピュレーションアプローチ<sup>★</sup>の効果については，どのように評価すればよいか。

| Column A-5 | 保健師 | 健康心理学を活用した地域の人々への支援 |
|---|---|---|

保健師は，保健師看護師助産師法に定められた国家資格です。保健師助産師看護師法（第2条第1項）による職務内容は，保健師の名称を用いて「保健指導に従事することを業とする者をいう」と定められています。保健師には，地域で暮らす人々の命と健康増進，暮らしを守るといった重要な役割があります。

保健師は人々の身体的な支援のみならず，健康心理学的な視点を持って人々の心の健康を支援することが重要であると考えます。

2019年度に発生したCOVID-19により，保健所に勤務する保健師は，感染拡大を予防するための対策や，対応といった重要な役割を担ってきました。そのような状況下において筆者は，保健所業務を担う看護職の一員として「新型コロナウイルス感染症に係る看護系専門職の派遣」の業務に参加しました。

感染拡大対策における積極的疫学調査では，プロトコルに沿った質問内容をもとに感染者と濃厚接触者へ電話を用いた調査が行われました。調査を実施する際は，個々のケースに応じた感染状況や，受診状況，身体症状などを聴取します。しかし，感染者となった人々は，多くの不安を抱えていました。そのため，調査項目を聴取する前に，不安を訴える人への心理的な支援を行うことが特に重要であります。感染者の多くは，「重症化したらどうしよう」といった病状悪化や，後遺症に対する恐れを抱いていました。また，療養生活に対する不安，濃厚接触者への気遣いなどの精神的な疲労を感じていました。支援としては，精神的な負担が緩和されるような関わりが重要です。具体的には，話しやすい雰囲気をつくり，傾聴や共感といった健康心理学的な手法を取り入れながら，丁寧に話を聴くことがとても大切となります。これまでに経験したことのない未知の感染症に罹患している状況の中，一瞬であっても心の休息となる支援を提供することが求められています。

100年に一度といわれる感染症は未曾有の事態ではありますが，保健所では，通常の保健業務が遂行できない状況の中，感染症対策に尽力されている保健師の姿を目の当たりにしました。そして，これまで地域で行われてきた健康支援や，人々への心理的なサポートがいかに大切であるかを痛感しました。

筆者は，大学教員として勤務する中で，健康心理学的および看護学的な視点を融合させながら，人々の心身の健康支援を実施していく必要性を改めて実感しました。様々な学問領域が融合することで，視点の転換や，支援のあり方に多くの示唆を得ることができると考えます。そのため，地域社会で生活する人々の健康支援については，これからも考え続けていきたいと思います。

**Column B-1** コミュニティ　研究者：ヘルスプロモーションの実践

「ユイマール」は健康長寿復活の鍵になるのでしょうか？　沖縄には，ユイマール（近隣の人々の助け合い）という相互扶助の文脈があります。人々の絆や規範，ネットワークなどの社会関係資本である**ソーシャルキャピタル**が健康にポジティブな影響を及ぼすことが注目され，地域保健では地域の絆を活用して保健事業を展開すると共に，保健事業を通してソーシャルキャピタルを醸成するような取り組みが期待されています。

私は，**ヘルスプロモーション**の実践と研究をしており，地域と連携して公民館での健康教室や健康イベントの実践をライフワークとしています。地域での実践というのは，人集めの苦労があったり，思ったような反応が得られなかったりと苦労もありますが，参加者の日常に触れる中で笑いあり涙ありと，大学とは違うとても魅力的な現場だと感じています。しかし，どんなことでもそうなのですが，本当に面白いのはその裏側だと思います。特に，「健康意識が高い」と評判になる地域にはユニークな特徴があり，今回はそんな地域の日常を紹介したいと思います。

地域の健康教室などの打ち合わせで，公民館でお茶を飲みながら区長や職員の方々とお話をしていると，実に様々な人がその場を訪れます。自分の畑でとれた野菜を持って来てくれる人，自家製味噌や豆腐のお裾分け，自慢の手作りスイーツは必ずみんなの分も準備，猪の肉やヤギ汁が運ばれてきたこともあれば，グラウンドゴルフへの並々ならぬ思いを語ってくれる人，ダンスの練習をしたいとやって来る中学生，「なぜ生きる」と書かれた手作りのチリとりを持ってきてくれた人など，特別なイベントがなくても，日常の中で地域に暮らす人々の絆を感じる場面を目にすることができます。このような出会いは，ソーシャルキャピタルの豊かさを直接感じることができる貴重な体験で，研究室で文献を読むだけでは知ることのできなかった文脈を学ばせてもらい，私の貴重な財産となっています。

コミュニティのあり方は，ライフスタイルに基づいて多様ですが，所属する人々が互いを思いやり支え合う関係が築かれていることは，健康に良いコミュニティの特徴のようです。健康な地域の特徴を学び，どのようにしたらその特徴を波及させていけるかを考え，現場でトライアルアンドエラーを繰り返していくことが，地域で保健活動を実践していく魅力だと感じています。だからこそ，学生にはどんどん現場に飛び出してほしいと考えています。「あなたの地域」で飲むお茶の横では，今日も素敵なドラマが展開されていることでしょう。

# 4 仕事の場をもっと健康に

## 4-1 勤労者のヘルスプロモーションを立ち上げる

### シナリオ

　南小路図書は，東京にある従業員 20 人の出版社です。業務の忙しさも相まって，自分のデスクで黙々と仕事に取り組む社員の多い職場です。管理職のＡさん（50 歳）は，40 代半ばに大きな病気をして一時的に仕事を離れた経験から，後輩たちにも病気になる前に健康の大切さを認識し，若いうちから健康づくりに興味関心を持ってほしいと考えています。

　一方，Ａさん自身も年齢を重ねたことによって，若い社員との話題がなく，意志はあってもなかなか話しかけることができません。話をしても，自分の経験談ばかりを話してしまいがちな現状に，悩みを抱えています。

　繁忙期を乗り切ろうかというある日，Ａさんは，職場の中で，表情が暗く，体調も優れない様子の若手従業員が多いことに気づきます。そんなとき，社長から呼び出され，社員の健康づくりのために，何か会社の中で取り組みを行えないかと相談を受けました。

　これまで健康づくりに関して専門的に学んだ経験のないＡさんですが，職場の管理職として，従業員に対する健康づくりのための助言，職場での取り組みについて考えることになりました。

## （1）課題の整理

　この事例では，①支援の必要なターゲット層である従業員のニーズが把握できていない，②健康づくりに対する人的・経済的・環境的資源が十分でない，および③職場において従業員一人ひとりの健康を大切にする風土が根づいていない，といった課題が見受けられる。

## （2）支援のポイント

　勤労者のヘルスプロモーションを立ち上げる手がかりとして，米国疾病予防管理センター[1]では，図 1-7 に示すような健康職場モデルを提唱している。このモデルでは，まず従業員と組織，それらを取り巻く環境についての事前評価が推奨されている。そのうえで，発信する情報や取り組みと，従業員との親和性を高めることにより，従業員一人ひとりが健康に関する情報や声掛けを「自分ごと」として捉えられるようになることをねらいとしている。さ

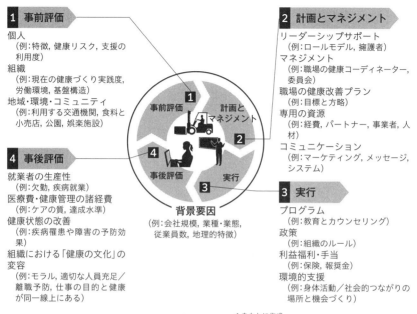

**1 事前評価**

個人
　（例：特徴, 健康リスク, 支援の
　利用度）
組織
　（例：現在の健康づくり実践度,
　労働環境, 基盤構造）
地域・環境・コミュニティ
　（例：利用する交通機関, 食料と
　小売店, 公園, 娯楽施設）

**4 事後評価**

就業者の生産性
　（例：欠勤, 疾病就業）
医療費・健康管理の諸経費
　（例：ケアの質, 達成水準）
健康状態の改善
　（例：疾病罹患や障害の予防効
　果）
組織における「健康の文化」の
変容
　（例：モラル, 適切な人員充足／
　離職予防, 仕事の目的と健康
　が同一線上にある）

**2 計画とマネジメント**

リーダーシップサポート
　（例：ロールモデル, 擁護者）
マネジメント
　（例：職場の健康コーディネーター,
　委員会）
職場の健康改善プラン
　（例：目標と方略）
専用の資源
　（例：経費, パートナー, 事業者, 人
　材）
コミュニケーション
　（例：マーケティング, メッセージ,
　システム）

**3 実行**

プログラム
　（例：教育とカウンセリング）
政策
　（例：組織のルール）
利益福利・手当
　（例：保険, 報奨金）
環境的支援
　（例：身体活動／社会的つながりの
　場所と機会づくり）

**背景要因**
（例：会社規模, 業種・業態,
従業員数, 地理的特徴）

**図 1-7　健康職場モデル**[1]をもとに作成

らに定期的な評価を行って，取り組みの充実を目指す必要性が示されている。
このような取り組みは，**ヘルスコミュニケーション**★とも呼ばれている。

## l）身体の健康づくり

　身体の健康づくりのためには，従業員にとって心理的な負担感が低く，実行
可能性の高い内容，いわゆるスモールチェンジ活動の推奨が有益である。身
体活動については，休日や就業前後に特別な時間をとって実施することが困
難な従業員も多いと考えられる。そのため「1～2時間に一回は立ち上がって
屈伸する」「座ったままでも姿勢を正す，伸びをする」といった，ごく簡単な
ストレッチを社内の取り組みとして行うとよい。食習慣の改善は，身体活動
の実施と比較して取り組みやすい。「ゆっくりよく噛んで食べる」「腹八分目
にする」といった基本的な事項を，職場における食習慣の目標として提示す
ることも有益である。

　身体活動および食習慣の改善とも，①質を変える（早歩きを心がける，砂
糖を多く含む飲料をお茶に変える），②量を変える（少しだけ遠回りして帰宅

する，小さめのお茶碗を利用する），および③頻度を変える（おやつを 1 日
おきにする，週 1 回のウォーキングを 2 回にする）といった視点での目標設
定が，行動の試行・開始に貢献する[2]。

## 2）心の健康づくり

　心の健康づくりについては，以下に示すような「ほっと一息ついて，自分
が前向きになれる活動」の実施を促すことが重要である。このような活動は，
メンタルヘルス・プロモーション行動と呼ばれており[3]，自身の嗜好性に合
う活動を実践することで，ポジティブメンタルヘルスの状態をつくり出すこ
とができる。

- ・身体活動：ウォーキングや体操などの身体を動かす活動
- ・平日文化的活動：読書や音楽鑑賞など平日にも実施可能な活動
- ・休日文化的活動：映画鑑賞や美術館めぐりなど時間をとっての活動
- ・コミュニケーション：友人，知人や家族との積極的な交流
- ・リラクセーション：お風呂に長く入る，深呼吸をするなどの活動
- ・ボランティア：身近な人へのお手伝いを含む支援活動
- ・新規活動への興味と参加：新しい事柄への挑戦
- ・集団への所属：趣味の会などへの参加

## 3）人と人とのつながりを大切にする職場風土をつくる

　良好な職場風土およびコミュニケーション状況は，職場における従業員の
心身の健康保持において土台となる。特に，支援的コミュニケーション（相
手が必要とする支援の提供），共感的コミュニケーション（相手の現状や立場
の共感的理解），および適切なフィードバック（職務上助けとなる助言や励ま
し）といったコミュニケーションが，メンタルヘルス問題の予防や欠勤の改
善に貢献する[4]。そのため，職場における他者に対する「ちょっとした気遣
い」という意識の共有は，良好な職場風土の構築に好影響をもたらす。さら
に対人コミュニケーションでは，発話の内容，すなわち言語的コミュニケー
ションのみならず，表情（笑顔），身振り手振り，アイコンタクト（時おり
視線を合わせる），対人距離（相手にとって至適な対人距離を考慮する）と
いった非言語的コミュニケーションにも注意を払う必要がある。多くの研究
で，印象形成における非言語的コミュニケーションの重要性が報告されてい
る。

## （3）支援実施中・後の予想・期待

　身体活動およびメンタルヘルス・プロモーション行動の実施は，労働時間に依存する部分も多いため，変容には時間がかかる。食事については，短期的でも好影響が期待される。また，社員全員で健康について考える取り組みを起点として，「健康」を共通の話題としたコミュニケーションの活性化や健康意識の向上が期待される。

## （4）健康心理学の眼から

　職場における健康づくりには，雇用形態，賃金，業務内容，労働時間といった，従業員の心身の健康において影響の大きい外的要因が存在する。これらの要因は，改善による心身の健康増進への効果は高いと考えられるものの，従業員個人の努力による改善が困難である。そのため「自助」という視点から，現在置かれている環境の中で，従業員一人ひとりが実践可能な内容に意識を向けることも重要である。

　図 1-7 に示した職場健康モデルでは，「4　事後評価」において「組織における『健康の文化』の変容」という要素があげられている。これは，生産性が重視される社会にあっても，従業員の命と健康，生活と人生を守ることが職場の役割であるということを再確認させられる文言でもある。職場の組織風土やコミュニケーション状況の改善は，一朝一夕に成し遂げられるものではない。「1　事前評価」「2　計画とマネジメント」「3　実行」および「4　事後評価」というサイクルを長期的に実践することによって，徐々に「職場における健康の文化」が根づいていく。

---

> Discussion **さあ，ディスカッション！**　　　　　　ヒントはこちら→
>
> 以下について考えてみましょう。
> 1）特別な経費や役割負担なく，職場において身体活動の実施，食行動の改善を促すために，どのような取り組みが実施できるか。
> 2）従業員がメンタルヘルス・プロモーション行動を実践するために，職場としてどのような支援や配慮が必要か。
> 3）従業員同士が，お互いの健康を気遣える組織風土を育てるために，どのような取り組みが実施できるか。

# 4-2 リーダーが若者の指導と人材育成に悩むとき

**シナリオ**

　金融機関の新規事業企画部でプレイングマネジャーとしてチームを率いるＡさん（40歳）は，いわゆるデジタルネイティブまたはＺ世代にあたる入社２年目の部下Ｂさん（24歳）の指導・育成に悩んでいます。Ｂさんに突発的な仕事を割り振ると，「なぜ自分なんですか，やり方がわかりません」と不満を漏らします。そんなときＡさんは，「まったく今の若手は，自分で考えずに何でも教えてほしがる」とムッとした気持ちになります。でも，強く言うとパワハラを叫ばれると恐れ，Ｂさんには「とにかくやってほしい」「まずは自分で考えてみなさい」と指示を出し，進捗はメールで確認しています。頼んだ仕事は期日内に最低限の内容で提出するＢさんですが，先日，ＳＮＳマーケティングを活用した新規顧客開拓の提案書を持ってきました。しかし，Ａさんは自分の仕事で手一杯ですし，実はＳＮＳに不慣れでピンとこず，提案書を受け取ったものの机の上に置きっぱなしです。

　一方のＢさんは，頼まれた仕事の進め方や部内の位置づけがわからず，Ａさんから仕事の成果に関するフィードバックもないので，やる気が起こりません。興味を持てない仕事には，仕事の意味づけができず，特にやらされ感が増して憂うつな気分になります。チームのメンバーとは気軽に話せるし，職場の居心地は悪くありませんが，Ａさんとのやりとりはメールが多く，対面で話す機会はめったにありません。時間と労力をかけて提案したＳＮＳマーケティングの企画も，真剣に受け止めてもらえません。Ｂさんは，このままこの会社にいても自分は成長できないのではと不安が募り，ストレスを感じています。そうこうしているうちに，Ｂさんは体調を崩し，時々休むようになってしまいました。

## （1）課題の整理

　今回の事例は，上司と若手の部下との間で生じるコミュニケーション不足から，二者間の信頼関係が築けず，部下の動機づけが低下し，ストレスが増大しているケースである。Ａさんは，部下管理をしながら自らもプレーヤーとして高い業績を求められるプレイングマネジャーである。自身の業務量が多く時間的余裕がないことに加えて，Ｂさんにどう関わってよいかわからず，直接の対話を避けている可能性がある。また，デジタルネイティブの部下からの提案に気後れし，部下の強みを活かせていないかもしれない。Ａさんは，

日頃からチームメンバーには自分で学び考え行動してほしいと考えており，質問を投げかけるBさんのことを主体性に欠ける「指示待ち部下」と捉えている可能性がある。

　Bさんは，納得できないことには後ろ向きだが成長意欲は高いとみられる。Aさんに対して，自分にだけつまらない仕事を押し付けてくる，一方で自分の提案は取り合ってくれないと認識しているようである。Aさんと対面での関わりを欲しているが，時間をもらえず，上司は自分に関心がないと思い始めている。そのため，焦りや不安と共に，抑うつ感が増している可能性が高い。

## （2）支援のポイント

### 1）世代に対するステレオタイプへの気づきを促す

　今日，定年延長によって職場に4世代が共存していることから，世代による職務態度や行動の違いに関する議論が盛んである。しかし，近年のメタ分析では，職務満足度，組織コミットメント，離職意図の世代差は小さく，一貫しない結果が報告されている[1]。また，「意味ある仕事」を調べた研究では，各世代で共通して内発的動機づけと職場の人間関係がその関連要因として抽出された[2]。最近は，世代間の違いよりも世代に対する**ステレオタイプ**、さらにはメタステレオタイプ（外集団から内集団がどう見られていると思うかに関する認知）が職場における協働を阻害するとされている。

　中年期社員は若年社員に対して，未熟だ，だらけている，やる気がないなど，ネガティブなステレオタイプを抱く傾向にある。また若年社員も，中年期社員は自分に対してネガティブなステレオタイプを抱いていると認知しているとの報告がある[3]。加えて，中高年世代が若年世代に対して抱く「今どきの若者」現象は，特定の文化や時代の特異性によるものではなく，古来より人類が共有する幻想であるとされている[4]。

　今回の事例でも，Aさんの部下に対するネガティブな認知によって，部下は**ステレオタイプ脅威**に晒され，萎縮して本来の力を発揮できていない可能性がある。まずは，AさんがBさんに対して持っている無意識の思い込みに気づいてもらうことがステレオタイプの軽減につながる。加えて，ステレオタイプの活性化を抑える手法として近年注目されているマインドフルネス瞑想法をAさんに実践してもらうことも有効である。

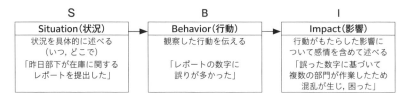

**図 1-8　Situation-Behavior-Impact（SBI）モデル** [5] をもとに作成

## 2) 上司のコーチング行動を促す

　Aさんは，これくらい言わなくてもわかるだろう，というスタンスで部下に仕事を与えている。しかし部下は，仕事の意味づけを求めており，成長志向が強く自分の仕事ぶりに対するフィードバックを欲している。そこでAさんには，部下の業績向上と専門的能力の開発を支援するために，目標と期待を部下に伝達し，定期的にフィードバックと学習機会を提供するコーチ型リーダーの行動を学んでもらう。ここでは，部下の学習と成長に不可欠なフィードバック（以下FB）について解説する。

　FBは以下の3つに分類できる。それぞれ状況に応じて使い分ける。

①感謝：部下の存在や頑張りを認めているといった承認も含まれる。
②指導：部下のスキルや知識の向上を目的に学習，成長，変化を促す。
③評価：部下の現状理解，見通しの試算，安心感の獲得に役立つ。

　SBIモデル（図 1-8） [5] を用いてFBを行うと共にポジティブな行動を強化し，ネガティブな行動については部下に修正・改善策を考えてもらう。

　多忙なAさんは，部下と定期的に対話してコーチ的関わりを実践することに躊躇（ちゅうちょ）するかもしれない。その場合は 1 日 15 分でもよいことを伝える。部下のストレスが増大し欠勤が目立ち始めたことから，コーチとして部下と向き合い，傾聴と質問，フィードバックを通して部下との信頼関係構築に努める必要がある。Aさんのコーチング行動は，CBI-J [6] を用いて本人の自己評価，部下評価の両面から測定することができる。

## 3) 若手社員の強みを活かすリバース・メンタリングの導入

　Aさんは，物心ついたときからスマホでネットを使い，SNSに慣れ親しむデジタルネイティブの部下を活かせていないが，この課題は組織全体で取り組む必要がある。近年，会社の幹部と若手社員がペアになり，若手社員がメンターとなってテクノロジーに関する知識共有だけでなく，幹部側の仕事に

対する姿勢や考え方を問い直す**リバース・メンタリング**[★]が注目されている[7]。若手社員においては，組織理解が深まる，ビジネスマナーを幹部から学べる，リーダーシップスキルを磨く機会であり，幹部との関わりを会社からの承認と知覚し，自己の存在価値が高まる。

## （3）支援実施中・後の予想・期待

ステレオタイプの解消は困難でも，「今どきの若者」に具現化される無意識の偏見に気づき向き合うことで，より適切に部下の個性や強み，課題を理解し，正しく評価できると期待される。また，部下との対話を促すコーチ型スタイルを学び実践することで，透明性の高いコミュニケーションが生まれ，部下の信頼や動機づけが向上する可能性が高い。加えて，コミュニケーション不足に起因する人間関係のストレス軽減につながる一次予防対策となりうる。さらに，明確な目標設定，進捗確認と具体的なフィードバックによって部下の挑戦を促し，成長を加速させることができる。

## （4）健康心理学の眼から

現代の課長クラスはその大半がプレイングマネジャーであり，業務量は増加傾向にある。部下評価や育成が悩みとなっており，管理業務とプレーヤーとしての業務の両立が難しくストレスが増大している。そのため，部下だけでなく上司自身の心身の健康状態にも注意する必要がある。

産業領域で支援を行う際は，労働者個人だけでなく，組織を俯瞰的に捉え，組織の繁栄も視野に入れた支援を求められる場合がある。リバース・メンタリングもその1つだが，プレイングマネジャーの部下育成を補助する目的で，中堅メンバーに部下育成を分担してもらう機能を持たせるなど，組織レベルの改善策を提案する必要もあるだろう。

---

 **さあ，ディスカッション！**　　　　　　　　ヒントはこちら→

以下について考えてみましょう。
1) 上司が頼んだ仕事にBさんが意欲的に取り組むためには，どのような関わりが有効であろうか。
2) Bさんを取り巻く職場環境を調べる場合，どのような方法が考えられるか。
3) リバース・メンタリングを導入する際，どんなことに留意する必要があるか。

# 4-3 福祉職のセルフケア

> ┌ シナリオ ┐
>
> 　Aさん（26歳男性）は，4年制大学を卒業してから児童養護施設に児童指導員として勤務しており，月4〜5回の宿直や朝早くからの勤務があります。児童と関わっている際にちょっとした感謝の言葉を言われたとき，児童と一緒に遊んで児童の楽しそうな笑顔を見たときや仕事自体が自分の成長にもつながると思うなど，児童指導員として働くことのやりがいを感じています。一方で，大変な部分も多く仕事をやめたい気持ちもあります。
>
> 　ある日，児童同士のトラブルをAさんが注意したところ，片方の児童から暴言を吐かれました。それ以降，その児童からAさんに対する関わり方が少し荒くなっているように感じており，「自分の対応が悪かったのか」や「自分はこの仕事に向いていない」などと思うことや，時おりイライラしながら児童に接してしまうことがあります。その他にも，Aさんは居室スペースの掃除や洗濯，パソコンを用いた事務的業務など1日を通して多くの業務をこなしています。そのため，児童らの対応に追われた場合には，休憩時間を削って業務に取り組むこともあります。あるとき，1日の日課が終わり，事務的業務もある程度の量が終わったため帰宅の準備をしていたところ，上司から別の仕事を頼まれました。結局，その日の帰宅した時間は22時過ぎとなりました。
>
> 　Aさんは一人暮らしをしており，休日は日々の業務の疲れにより，昼まで寝ていることが多く，外に1歩も出ない日もあります。気がついたら仕事のことを考えており，気分が沈む日も多くなりました。また，仕事に見合った給料をもらえていないと感じていること，慢性的な人手不足による業務過多や，困ったときに上司や同僚からのサポートを受けにくいことなどから，仕事へのモチベーションが下がっています。

## （1）課題の整理

　今回の事例は，今の仕事にやりがいを感じながらも，児童との関係性，業務の多忙さ，勤務体制，ソーシャルサポートの少なさや仕事に見合った給料をもらえていないことなど，仕事上の量的・質的負担や職場環境がAさんの心理的苦痛や仕事への否定的な態度の原因となっているケースである。

　また，Aさんの休日の過ごし方は，寝ている時間が多くなっていること，仕事に関する考えが頭の中に浮かんでしまうことや，気分的に落ち込んでしまうことがあるため，Aさんには様々なストレス反応が生じている。ストレス

解消法として，気晴らしをすることや適切な認知的対処もされていないことが考えられる。

## （2）支援のポイント

### 1）職業性ストレス簡易調査票を用いたアセスメント

　今回の事例では，まずＡさんの心理状態や職場環境のアセスメントを実施していく必要がある。その際には，労働者のメンタルヘルス不調対策に用いられている「職業性ストレス簡易調査票（57 項目）」[1] を活用していく。職業性ストレス簡易調査票を用いることで，仕事のストレス要因や心身のストレス反応，周囲のサポートを評価できるため，Ａさんの現状評価につながる。加えて，対人援助職に多くみられるバーンアウトの測定[2] や，仕事に対する肯定的な態度であるワーク・エンゲイジメントの測定[3] も同時に実施していくことが望ましい。また，事業場の労働者数が 50 人以上であれば，ストレスチェックを実施する義務があり，フィードバックも受けることができるため積極的に活用していくことが望まれる。

### 2）要支援者個人が持っている力を活かしたセルフケア

　労働者の職場環境，仕事への態度や健康状態などを包括的に理解できる「仕事の要求度－資源モデル（Job demands-Resource Model：JD-Rモデル）」[4,5] を参考にする。JD-Rモデルは，以下に示す要素から構成されている。

　①仕事の要求度：仕事の量的・質的負担など仕事上のストレス
　②個人資源：自己効力感や組織内自尊感情など自分に対する肯定的な自己評価
　③仕事の資源：上司，同僚や家族などからのサポート，仕事の裁量権等
　④バーンアウト：心身の極度の疲労による仕事への否定的態度と認知
　⑤ワーク・エンゲイジメント：活力，熱意，没頭から構成される仕事に対する肯定的態度と認知
　⑥健康・組織アウトカム：抑うつ感や心理的苦痛などの健康，職務満足感や離職意図等

　JD-Rモデルは図 1-9 に示すように，仕事の要求度がきっかけとなりバーンアウト，健康・仕事上の問題につながる「健康障害プロセス」と，仕事の資源からワーク・エンゲイジメント，職務上のポジティブな効果につながる「動機づけプロセス」の 2 つから構成されている。1）で示したアセスメントを実施した後に，Ａさんの現状はどちらのプロセスにあるのか検討する。Ａ

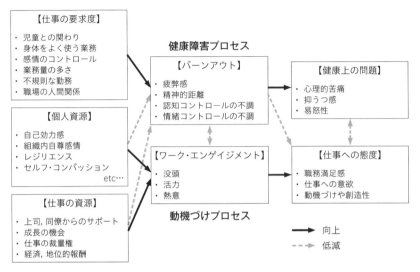

**図 1-9　JD-R モデルに基づいた A さんの現状**

さんの場合には，今の仕事に対してやりがいを感じていながらも，バーンアウトに陥ってしまう可能性が考えられる。そのため，動機づけプロセスを高めるために，JD-R モデル内の要素の中で一番変化しやすい A さんの個人資源の向上を目的とした介入が求められる。その他，仕事の資源の向上にも着目していく必要がある。

### 3)　セルフケア能力の獲得

　個人資源の向上には，労働者個人や事業場に対する個人的・集団的アプローチに基づいた心理教育や研修の実施が必要である。心理教育や研修の実施内容には，ストレスへの気づきやその対処の仕方，同僚同士や上司とのコミュニケーションについてなど多面的に学んでいく必要がある。

　児童指導員をはじめ対人援助職には，自分の感情や考えに気づき，適切にコントロールする能力が求められる。そうした能力の獲得に有効とされる個人資源の 1 つに**セルフ・コンパッション**★などがあり，自分にとって獲得しやすい個人資源から取り組んでいく。

　福祉職がセルフケア能力を獲得する際には，個人資源の向上を目的とした個人レベルでの介入，またその効果を促進させるための心理教育や研修の実施など事業場レベルでの介入が重要となる。

## （3）支援実施中・後の予想・期待

ストレスチェックやその他の関連項目の評価は，現在の自分の状態や自分が置かれている環境の客観的な理解につながり，それらの課題への対処法を考えるきっかけとなる。また，自分が「今イライラしている」ということに気がつくこと，児童や他者と関わっている際の自分の感情，考えや行動をモニタリングできるようになることは，自分の良好な健康状態に近づくことになる。これらの効果をより高めるためには，日々の業務で忙しい福祉職が心理教育や研修を受けやすくなる環境の整備も必要である。

## （4）健康心理学の眼から

従来はメンタルヘルス不調者の早期発見・早期治療（二次予防）に重点が置かれていたが，近年では一次予防が重要であるとされ，健康状態を維持・増進していく視点が必要である。どうしてバーンアウト状態に陥ってしまうのかを考えるように，どのようにしたら自分が健康状態の維持・増進ができるのかを考え，自分の認知や行動を適切に修正していくことが望まれる。

対人援助職の現場では，被援助者だけでなく援助者も多くの困難さを感じる。一人の被援助者をチームで支援していくように，援助者の支援にも同僚や上司など人とのつながりを意識していくことが重要となる。また，賃金改正や勤務体制の調整などハード面からの支援も，福祉職がセルフケア能力を獲得するうえで重要な要因となる。

> Discussion **さあ，ディスカッション！**　　　　ヒントはこちら→
>
> 以下について考えてみましょう。
> 1）Aさんが置かれている状況のように，自分がつらいと感じる場面に直面したときに，あなたはどのような気持ちや考えが生じるのか。また，それらを軽減するためにどのようなことをしているのか。
> 2）Aさんがセルフケア能力を獲得し，健康状態が良くなった場合，Aさんと児童との関係，同僚や上司との関係はどのように変化するのか。
> 3）一人でも多くの福祉職がセルフケア能力を獲得し，健康に働いてもらうためには，上司や事業者はどのようなことができるのか。

# 4-4　復職支援を進めるために

　Aさん（40歳代後半男性）は，大手の製造業で働いています。3年前，仕事をしていてもやる気が出ず，朝起きられない，会社に出勤できないなど，気持ちの落ち込みがひどくなり，精神科を受診したところ「うつ病」と診断され，会社を休職することを勧められました。このときは，精神科への通院と自宅での療養に専念することで，気分の落ち込みが少なくなり，3か月後に職場に復帰しました。

　しかし，その6か月後，Aさんは，再び朝起きられなくなり，職場に行くことが億劫（おっくう）になりました。ひどい気分の落ち込みが2週間，3週間と続くようになり，再度，会社を休職することになりました。2回目の休職に入ってからは，症状の改善と悪化を繰り返し，なかなか職場に復帰できずにいました。2回目の休職から1年後，精神科デイケアで職場復帰支援のプログラムを受けることに決めました。当時のAさんは，朝，会社に出社する時刻に起きられず昼頃まで寝ており，日中の活動ができず，夜になって気分の落ち込みが少なくなると活動を始める，という生活をしていました。会社のことについては，「上司や同僚に迷惑をかけて申し訳ない」「自分のせいでプロジェクトが進まなくなる」「苦手なタイプの人と折が合わない」と話していました。

　Aさんは独身で，仕事が終わると上司や同僚と外食をして帰るという生活をしていました。お酒を飲むときは，大好きな揚げ物やラーメンを食べることが多かったようです。以前の健康診断で，高血圧と糖尿病であることがわかり，食事や運動の指導をされていました。うつ症状が軽いときは，食事の量や食べ方に気をつけたり，1駅手前から歩いて帰ったりするなどの運動をしていて血液検査の数値も改善していましたが，うつ症状がひどくなると，血液検査の数値も悪化していきました。

## （1）課題の整理

　今回の事例は，うつ病を発症して休職し，症状の改善がみられたところで職場復帰をしたものの，再休職してしまった事例である。一度目の休職では服薬と療養によって症状の改善がみられたが，うつ症状によって乱れた生活リズムの改善や，休職の要因となる職場でのストレスへの気づき・対処などが十分にできていなかった可能性がある。そのため，うつ症状が再燃して再度の休職となり，なかなか職場復帰ができない状態になっていったと考えられる。

　また，以前から発症していた高血圧と糖尿病は，服薬に加えて食事と運動に気をつけることで改善傾向にあった。しかし，うつ症状の悪化により，食事や運動への関心が維持できず，自己管理ができない状態となったことで，血液検査の結果も悪化していったと考えられる。

## (2) 支援のポイント

### 1) 生活リズムのセルフモニタリング

　今回の事例では，朝，出勤時間に合わせて起きられない，日中の勤務時間に活動できないなど，生活リズムが崩れた状態にある。生活リズムを記録する活動記録表(図1-10)などのツールを用いて，1日の睡眠・覚醒リズムや活動時間，気分の変化をモニタリングしてもらう必要がある。自分の生活リズムや体調の波を把握できたら，具体的に生活リズムを整えるための方法を話し合う。例えば，朝の抑うつ気分により行動ができない場合，朝目覚めたらカーテンを開けて外に出るなど，本人が実現可能な行動を検討する。徐々に勤務時間に合わせた生活リズムに戻していくことで，体力の回復も期待できる。

### 2) 休職要因となるストレスへの気づきと認知の修正

　休職者が抱えやすいストレスとして，上司や同僚からの疎外感，仕事の抱

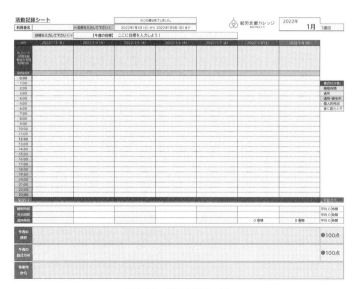

**図1-10　活動記録表の例**

え込みやプレッシャー，SOSの発信不足などがあげられる。ストレスについての教育や認知行動療法を実施することで，休職に至ったストレス要因と自己の認知傾向に気づき，効果的な対処ができるようにしていく。この事例では，「うつ病になったことで迷惑をかけている」という自責的な捉え方や，「自分のせいで仕事が進まない」などの過度のプレッシャーにつながる考え方がみられた。「今は休んで病気を治すことが仕事」「自分だけで仕事を進める必要はない。困ったときには頼めばいい」などの客観的，適応的思考を獲得し，適切な対処ができるようにすることで，本人のストレス管理能力を向上させることが重要である。

### 3）対人コミュニケーションの練習

今回の事例では，職場で他者の言動をネガティブに捉えることで，自分の意思表出がうまくできず，サポート希求が不十分であったと考えられる。これらは，うつ病休職者によくみられる傾向である。

**アサーショントレーニング**や**ソーシャルスキルトレーニング**により，「依頼の仕方」「抱えきれない仕事や誘いの断り方」「あいさつやお礼などポジティブな関係性をつくる声掛けの仕方」などを練習することで，職場復帰後にサポートを受けやすくなり，良好な対人関係を形成することにつながる。

### 4）生活習慣のセルフケア能力の改善

この事例においては，うつ病を発症する以前は本人が食行動の改善や運動を意識的に行っており，血液検査の数値も改善していたが，うつ症状の悪化によりセルフケアが困難な状態になっている可能性が考えられる。

日々の食事の内容や食事のとり方，運動の状況について，前述の活動記録表などを活用して記録をしてもらい，現状のモニタリングを行うと，「朝はなんとなく憂うつで，朝食がほとんどとれていない」「朝の調子が悪いと，その日は歩くことが少ない」などの問題点が把握できる。その後，「朝食に食べやすいものはあるか」「朝の調子の悪さを引きずらずに外に出て歩くために，どんな工夫ができるか」など，生活に少しの変化がもたらされるよう，スモールステップで達成可能な行動を話し合い，セルフケア行動を増やしていく。生活の変化が実感できることにより，うつ症状の改善や体調の安定にもつながることが期待できる。

## （3）支援実施中・後の予想・期待

　薬物療法と療養によって症状が改善されれば，職場復帰をすること自体は可能であるが，ストレスへの気づきと認知の修正，対人コミュニケーションの改善により，体調悪化に至る要因が減少し，復職後の就労が継続しやすくなると考えられる。また，職場復帰後すぐに，以前と同様の仕事量に戻すのではなく，徐々に勤務時間や仕事量を増やすなどして段階的に負荷を高めることも重要である。職場復帰支援の手引き[1]などを参考にして，業務量の見直しを定期的に行うこと，上司や産業保健スタッフなど，専門家による定期的なフォローアップ面談を行うことが必要である。

## （4）健康心理学の眼から

　職場復帰支援においては「再休職予防」が最大の目的である。つまり，単に病状が改善するだけではなく，安全に業務が継続できる回復レベルまで準備性を高めていくことが必要である。職場復帰後に本人が，生活，ストレス，対人関係を管理・調整できるように，予防的・継続的視点を伴った支援を行うようにする。

　さらに，健康で働き続けるためには，身体面の健康も欠かせない。糖尿病の約30％にはうつ病が併発しているといわれており，精神疾患と生活習慣病との関係性は強い。食事，運動，睡眠などの健康行動を本人が継続して実行できるようにセルフケア能力を高めることも重要である。支援者は，本人が生活習慣をモニタリングし，達成可能な行動変容を起こせるよう，支援をしていく必要がある。

> Discussion　さあ，ディスカッション！　　ヒントはこちら→
>
> 以下について考えてみましょう。
> 1) Aさんが休職に至った要因として，どのようなストレスがあるだろうか。どのようにそのストレスに対処していくとよいだろうか。
> 2) Aさんのような休職者に対して，休職中や，職場復帰後に必要な支援にはどのようなものが考えられるだろうか。
> 3) Aさんのように，生活習慣病とうつ病を併発している人が，生活習慣を改善していくためにはどのようなことに気をつければよいだろうか。

**B 多職種連携の場における健康心理学**
● その活用，課題，可能性 ●

**A 健康心理学を活用する専門職**
● 体験談とメッセージ ●

**Column B-2　企業　研修講師：働く人を対象にした健康教育の実践の場**

　私は企業で働く人を対象とした研修講師として働いています。ストレスマネジメントや感情マネジメントなどの「自分の心との向き合い方」と，アサーションやコーチングなどの「コミュニケーションスキル」を2本柱に，1〜2日間の研修を企画・実施しています。

　例えば，ストレスによる社員の休職・離職は企業の悩ましい課題ですが，それは「自分の困りごとを上司に伝えられない」「他人に頼めず，自分で仕事を抱え込む」といったコミュニケーションスキルが不足していることも一因となります。そこで企業の人事担当者から「アサーション」をテーマに研修を依頼され，参加者の特徴や様々な条件を加味してプログラムを構成し，当日は講師として参加者と相互交流しながら研修の場を切り盛りする……という仕事内容です。

　研修講師としては，健康心理士としての知識も大切ですが，参加者の心の機微に気づく能力が欠かせません。新入社員の場合は「他の同期の前で，あまりまじめすぎる姿を見せたくない」とか，中堅リーダーの場合は「業務が忙しいのに研修に出なきゃいけないなんて」といった気持ちを持って研修に参加しています。そのような気持ちを理解しながら，場を運営していくことが必要です。

　また，企業で働く人は「理論」好きです。ロジカルに考えることを鍛えられ，推奨されています。一方で，何かを学ぶときは「気持ち」が動かないと，学んだ内容は腹落ちしていきません。そこで研修の中では，健康心理学などに支えられる「理論」の提示と，ロールプレイなどで「体験し，感じること」のバランスをうまく図る必要があります。

　また，参加者同士の相互交流が進む場づくりも大事です。普段は働いているうえでの悩みや苦痛はまず表に出せませんが，そのような気持ちを打ち明け，他の参加者から共感してもらうと，ぐっと心に染みていきます。安心・安全の場づくりと，受容的な空気が生まれるよう，注意深くファシリテートしていきます。そうして研修がうまく運べば，参加者は具体的な行動のヒントや，「参加して良かった」「すっきりした」という満足感を得て1日を終えることができます。さらに，気持ちや行動に変化が生まれた参加者が現場に戻っていくことで，その職場のメンバーも影響を受け，集団の健康度を上げることにもつながります。健康心理学の重視する「集団へのアプローチ」の一端といえるでしょう。

　このように研修講師は，働く人への教育を通じて，職場の人間関係改善やストレスによる諸問題の予防を図り，企業の課題解決を支援することができます。

　ぜひ健康心理学を活かす場として，研修講師を視野に入れてみてください。

## Column B-3 自治体　第1種衛生管理者：自治体における復職支援活動

　自治体職員が行う仕事は公務であるため，必ずしも希望する仕事に着任できるとは限らず，辞令に従った業務を履行しているのが実情です。また，一見転職といえる規模の仕事内容の変化を伴う異動や，配属先が少人数かつ担当制を敷く重責を伴う職場もあり，意識と仕事内容とのマッチングやモチベーションの維持が難しい仕事の1つだといえます。市民生活に直結する公共性の高い仕事という性質から，職員には恒久的な健康と安定的な勤務が求められています。

　私はこれまでに自治体職員の長期休務者の復職支援に関与してきましたが，長期休務者が復職をする際，復職可能な健康状態に回復していても，規則に定められた復職の手続きのみでは，復職後の安定勤務に至らない事例がありました。復職願望があるものの，体調回復の実感と仕事の履行の意識がシンクロしない様子がうかがえるのです。このような場合，組織が提供する復職プランに職員の健康および心理的状態に応じた「ステージモデル」型の復職支援を提案し，復職時に掲げた意志を維持できるような働きかけを行っています。

　具体的には，復職が近づいた時点で休職職員の意思に則って面談を行い，「関心期」として位置づけます。復職可能診断書の取得前後から「準備期」とし，想定される復職後の生活時間や業務の内容，出勤初日までの些細な心配事についても個別に取り上げ，複数回にわたる建設的な対話を通して安定勤務という目標を設定していきます。目先の復職を焦る職員には，保健師，人事労務スタッフ，所属管理職と連携し，それぞれの視点で長期安定勤務に必要かつ実現可能な支援内容を検討します。復職後から数か月間を「実行期」，さらに「継続期」と置いて，実際の職場の年次計画に合わせた支援事項と予測される出来事を双方で確認しながら進めていきます。制度による復職後の配慮は得られますが，基本的に通常勤務者と同様の規則下で成果が求められるため，早期の段階で「休務」から「通常勤務」の意識への変容を促す方向づけを行っています。安定勤務ができたという実感に至るまでのプロセスをステージモデルで示し，各ステージで確実にできることを履行していくことで，所属側の安心も得られるようです。公平性の観点から，いずれはその職員の本来業務が割り振られますので，周囲の職員に対してもモチベーションの維持，業務成果の適正な評価，繁忙期の適切な休務取得指導，職場内コミュニケーションの活性化などの働きかけが必要となり，健康心理学的な関わりの余地がうかがえます。自治体職員の健康に対する意識も「管理」から「支援」へと移行していますが，全職員の健康保持につながる健康経営的な視点に立った勤労者支援活動がいっそう活発になることを期待しています。

# 5 教育サービスの担い手として

## 5-1 大学生をもっと健康に

学生が研究室に来ない！

> **シナリオ**
>
> 　理系学部の男子学生Aさんは，入学と同時に大学の近くで一人暮らしを始めました。順調に単位を取得して，4年生の4月には第1志望の研究室への配属が決定し，卒業研究がスタートしました。指導熱心な教授のもと，Aさんは忙しい毎日を送っていましたが，優しい同級生や先輩との関係も良好で，9月には何とか大学院への進学も決まりました。
>
> 　しかしながら，10月に研究の進捗が芳しくないことを教授にきつく叱られて以来，研究室の滞在時間が短くなり，週1回のゼミも休みがちになりました。研究室でのAさんは虚ろな表情で少し痩せたように見えます。研究成果も出ていないようでした。教授や学生が声掛けをしても，「大丈夫です」「もっと頑張ります」と言うだけです。
>
> 　11月に入るとAさんは研究室にまったく出てこなくなりました。欠席の連絡も数日に1回送られてくるだけで，発表予定だったゼミも無断欠席しました。教授が送ったメールに返信はなく，研究室の学生が送ったLINEにも既読がつかなくなってしまいました。
>
> 　そんな折，Aさんは大学の学生相談室をふらっと訪れました。カウンセラーが話を聞くと，「やる気が出ない」「将来のことも不安で眠れない日が続いている」「あまり食事がとれていない」と語り始めました。

### （1）課題の整理

　本事例は，順調に大学生活を送っていたものの研究室配属以降に不適応を起こし，生活習慣の乱れおよびひきこもり傾向を呈した学生についてのものである。

　Aさんが研究室に行けなくなった背景にはいくつかの心理・社会的要因が考えられる。それらが何かを見立てることが重要であり，解消・解決されないまま研究室に引き戻したとしたら，再び不適応を起こす可能性が考えられる。

　現時点でAさんに深く関わる人物は，指導教員である教授，同じ研究室に在籍する同級生と先輩である。Aさんは履修が必要な授業もなく，サークル活動もすでに引退していたため，研究室以外での人との関わりが少ない。また，一人暮らしをしているため親の日常的な関わりや生活面のサポートも薄

74

い可能性がある。

## （2）支援のポイント

### 1）リスクアセスメントと状況に応じた対応

　Aさんは研究上の困難があること，長期間の欠席や連絡がつかない状態が続いていたこと，一人暮らしのため家族の見守りやサポートが希薄であること，そして，睡眠や食習慣といった生活の乱れがあること等のリスク要因を抱えており，危機状態にある学生といえる。

　こうした危機状態にある学生に対しては，その状態にいち早く「気づき」，孤立しないように「つながり」をつくり，学内外の専門的な支援機関（病院や相談室）に「つなげる」ことが重要となる[1]。

　本事例では自ら学生相談室につながることができたため安否確認はできたが，修学が困難と判断される場合の保護者への連絡はもちろんのこと，連絡がつかない状態が続けば，一人暮らしの自宅への訪問，（不在であれば）警察への行方不明者届の届出といった危機対応も必要となる。

　状態が改善し研究室に復帰する際も，週数日もしくは数時間からの滞在や，研究テーマの再考など状態に合わせた配慮，調整が望ましい。

### 2）研究室に行けない「背景」について様々な可能性を考える

　Aさんは，やる気の低下や将来に対する不安の増加により研究室に行けなくなったと訴えているが，そこに至る背景が何かによって講ずべき対応も異なる。

　「やる気の低下」が研究内容を十分に理解できていないことに起因している場合は，改めて実験や調査方法および最終的な目標，参考文献の探し方，論文の執筆方法の詳細な解説・指導を行うことや，作業内容のスモールステップ化，提出までの具体的なスケジューリング等を行うことで，再び研究に取りかかれる可能性がある。

　「将来への不安」は，大学院進学後に想定される生活スタイルや，その後のキャリアパスに関して見通しを持つように指導することで軽減の一助となるかもしれない。また，学費や生活費等の経済的不安がある場合は保護者とも相談し，各種奨学金の申請を検討することも一案である。

　抑うつ障害や不安症といった精神疾患の可能性が考えられる場合は，学内

または学外の医療機関を利用し，薬物療法やカウンセリングの実施が有効かつ必要となる。また，指導教員との関係のこじれが背景にある場合も，研究室内だけでの解決は難しく，専門家によるカウンセリングといった第三者的な立場での支援，介入が必要となる。

### 3）学生と関わる立場に応じた役割分担

高等教育機関の教職員はそれぞれの立場でできることを理解・自覚し，相互に連携・協働することが求められる。その理論的枠組みとして「学生支援の3階層モデル」（図1-11）[2] がある。

「第1層　日常的学生支援」は，本事例では指導教員が該当し，学生との双方向のコミュニケーションをとりやすくすることが求められる。Aさんの不登校傾向は指導教員に叱責されたことが契機の1つともなっており，なかなか相談しづらい関係性となっていたかもしれない。

「第2層　制度化された学生支援」は，教学委員や学習アドバイザー等（機関によって名称は異なる）の学部の相談窓口が該当し，学業に関する相談（研究内容への助言等）では中核的な役割を担うことも多い。

「第3層　専門的学生支援」は，本事例では学生相談室のカウンセラーが該当し，専門性に基づく学生への支援および関係者への助言を行う。

各層間で連携，役割分担しながら支援にあたることが重要である。本事例では，Aさんがカウンセラー（第3層）につながったことにより，Aさんの同意を得たうえで，カウンセラー（第3層）から指導教員（第1層）への状況報告や研究指導に関する助言を行うことや，場合によっては学部の担当者

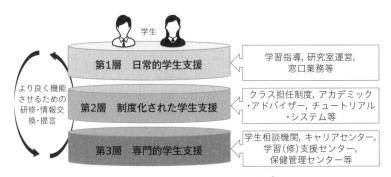

**図1-11　学生支援の3階層モデル** [2]

（第2層）への報告も検討する。加えて，健康リスクが高い場合や，卒業・進学に影響を及ぼす可能性がある場合は，保護者との協力体制の構築も必要となってくる。

## （3）支援実施中・後の予想・期待

専門家によるカウンセリングや薬物療法，研究室や学部の関係者・親からのサポートによって，抑うつや不安症状が軽減し，生活習慣が改善し，学業（研究）や対人関係の悩み，葛藤が減少すれば，Aさんの研究活動の再開が期待できる。

その後も不調をきたす可能性があるようなら，学生相談室や保健管理センターでの継続的なフォローを行う。卒業後は学内の支援機関が利用できなくなるため，学外の支援機関につなぐことも必要に応じて考える。

## （4）健康心理学の眼から

精神的不調のアセスメントでは，リスクは高く見積もって対応するほうが安全である。過剰な評価には注意する必要があるが，「前にも似たような学生がいたから，これくらいなら大丈夫」といった安易な評価は避けるべきである。

一方で，学生のできていることや利用可能なリソースといった強みにも焦点を当てる必要がある。本事例では，援助要請行動をとれたことは強みであるし，同級生や先輩の存在は今後も学生生活を送るうえでの支えとなる可能性がある。

---

**Discussion　さあ，ディスカッション！**　ヒントはこちら →

以下について考えてみましょう。
1) Aさんが再び研究室に行き，研究活動を再開するにあたって，支援者はどのような点に留意し，どのように進めていくことが望ましいか。
2) Aさんに対して，「学生支援の3階層モデル」の第1，2，3層にはどのような人物が該当し，それぞれどのような支援ができるか。
3) 学生がAさんのような状況に陥らないために，大学組織は学生または教職員に対してどのような対策ができるか。

# 5-2　健康ハイリスク集団としての留学生のケア

Aさんは東南アジア出身，工学専攻の28歳で，まじめな男子大学院生です。母国のために先進技術を学ぼうと志を立て，努力の末に憧れの日本へ留学。最初は何もかも輝いて見えました。でも暮らし始めると周りは見慣れない物と言葉にあふれ，無力感が募ります。初めて家族と離れて知人もなく，勉学で成果をと焦るのに，母国とは学びの中身や方法が違って困難です。実験で徹夜もあり，節約のため自炊しようにも時間や技術は乏しく，コンビニやスーパー，ファストフードで済ませたり，食べなかったり。母国が夢に出てきますが，目覚めた朝がつらく，腹痛も……。

Bさんは22歳，英語好きの日本人女子学生です。欧米圏への留学から戻って以来，鬱々としています。留学先の暮らしは刺激に満ち，授業の討論や向上心あふれる学生との交流に大きな手ごたえがありました。でも日本の授業は沈黙が続き，周囲は空気を読むばかり。同級生はすでに卒業し，部活は後輩たちの時代です。単位や就活という現実が迫るのに，やる気が起きず，あれこれ考えると眠れません。個人を尊重し合う開放的で自由な留学先の空気こそ自分に合っていたのに，ああ向こうに戻りたい……。

Cさんは，1年間の交換留学で来日した，東アジア出身の20歳，日本語専攻の元気な女子学生です。話題の食べ物，漫画，化粧品，洋服，旅行などに興味津々です。日本には安くて美味しいお菓子が豊富で，コンビニのスイーツも絶品なので食事代わりに楽しみ，勉強のストレスもお菓子で発散です。お酒も豊富なのでつい手が伸びます。いつしか運動はご無沙汰になり，体重が増えました。そういえば，風邪は引きやすくなったかも……。

## （1）課題の整理

異文化環境への移行は，しばしばカルチャーショックをもたらす。異なる言語や環境のもとで社会的有能性が低下し，不自由感や喪失感を覚えて落ち込む。しかし家族や旧友は遠く，ソーシャルサポートは弱い。そんな中で達成を焦るAさんは，心身の不調を感じ始めている。

**異文化適応**\*は，いったん落ち込んで次第に慣れていくU字型の変化をたどるといわれる（Uカーブ仮説）。だが母国に戻れば，元の環境への再適応が待っている。2回目の落ち込みが追加されることは，W字型にたとえられて

いる（Wカーブ仮説）。Bさんはそこで逆カルチャーショック（リエントリーショックともいう）に陥り，母国での疎外感に悩んでいる。

　異文化滞在者は，メンタルヘルスのみならず体の不調も生じやすい。心身症的な表現に加えて，気候風土への不慣れや，生活形態の変化による健康行動や健康習慣の変容も影響する。食は健康の基本だが，たとえ日本食が世界文化遺産に登録される豊かさとバランスを備え，日本が食の健康教育に熱心だとしても，在日留学生が触れるのは大学生に身近な現代的な食のほうである。世界の食は極めて多様で，中には食育という概念が希薄な場合もある。AさんとCさんの栄養バランスは危うい。

## （2）支援のポイント

### 1）在日外国人留学生の異文化適応支援

　在日留学生は，世界中から集う多文化集団である。異質な環境への混乱を意味するカルチャーショックが様々に生じている。それを乗り越えて成長していく異文化適応の支援においては，次の3点を心得たい。

　①**適応は過程性の変化である**：アドラー（Adler, P. S.）[1]によれば，環境移行の当初は高揚するが，やがて抑うつの時期が来る。続いて疑念や怒りを表現する段階を経て，次第に相対的な文化理解が深まり，新たな関係が生まれて気持ちが安定していく。最終的には自分の考え方や生き方が創出されるようになり，人は成長を遂げる。この過程に寄り添うなら丁寧に話を聞き，時々の思いを表現してもらいながら，その進行を支援したい。

　②**本人の要素（能力，パーソナリティ，姿勢など）が適応に関わる**：語学や専門の能力，ストレス耐性，柔軟性，好奇心，創造性などは適応に有利に働く。実用的な能力を高める教育支援に加えて，認知の調整やリラックス，ストレスのコントロールなどの指南が役に立つことがある。

　③**適応は環境との相互作用の所産である**：支援者は文化的仲介者の役をとって，エスニック文化を理解しつつホスト文化を説明し，異文化間ソーシャルスキル学習[2]などの文化学習を支援する。ごみ捨てなどの実用情報も必須である。外国人の輪，地域の支援団体，自治体の外国語情報などの適応資源へつなぐ。また，差別や偏見は異文化適応に否定的に影響するので要注意である。

### 2）在外日本人留学生の逆カルチャーショックへの支援

　留学中の時間経過は本人や周囲および環境に不連続をもたらす。本人の変化や経験は理解されにくく，新しい価値観や習慣が周囲とそぐわなければ孤立感が生じる。帰国後の困難は見えにくい。支援には以下が望まれる。

　①逆カルチャーショックの知識を提供する：概念や機序を説明し，客観視を促す。困難に耳を傾け，それが再調整過程でみられる理解可能な反応だと説明する。不調が強ければ治療的な関わりにつなぐ。

　②今後の課題に変換する：拡大した世界観を持った自分の新たな活かし方を見つけることを，次の課題とする。目標立てと気持ちの立て直しを支援する。留学生サポートや地域の国際的活動などを紹介し，行動化と仲間づくりを見守る。母文化と滞在先文化を俯瞰する相対的な見方を促し，文化観の成熟を支援する。パンデミックなどで緊急帰国の場合は，志の中断に伴う心の整理や危機管理に伴う大変な体験への配慮がいる。

### 3）異文化滞在者の食ギャップ（食環境や食行動の不連続）への支援

　滞在先で一般的な食環境が健康的とは限らない。適応の負の側面に注意し，食の主体的な選択による食生活の構築に向けて，以下を支援する。

　①在外日本人学生向けの食の健康教育を行う：出発前に食と健康のつながりや調理技術を復習し，現地の食材，調理設備，食環境，レシピ検索などの情報入手を支援する。留学中は食生活の点検や食習慣の調整ツール[3]をwebで提供し，助言する。

　②在日外国人向けの異文化間食育[4]を提供する：宗教や習慣による独特の食行動があり，日本の食育の完全な適用は非現実的である。滞在初期には可食物の探索，文化受容が進めば現地の外食や中食のバランス指南，調理可能なら現地の食材や献立の紹介，母文化の食の維持を望めばその手配を支援する。母文化を尊重し，異文化への態度を見極めて対応する。食には社交機能があるので，母文化や滞在先文化の紹介，国際交流に食を活用すれば，社会性の面からの健康支援にもなる。

## （3）支援実施中・後の予想・期待

　留学前の健康教育は，予備知識を与えて心理的な構えと準備を促し，新生活の安定を早めて異文化適応に資する。留学中の文化学習は社会と文化への適

応を促し，サポート資源の獲得は心理的安寧に資する。留学後の支援は，本人の成長と社会的良好さを創り出すことに役立つ。

## （4）健康心理学の眼から

異文化適応過程で頻発するトラブルの予防と対応が，ケアの中核を成す。留学生は心身の大きな異文化ストレスと，弱いソーシャルサポートネットワークを抱えた健康ハイリスク集団である。そこに不健康な適応や母文化への再適応も含めれば，広義のケアは複合的な健康支援になる。

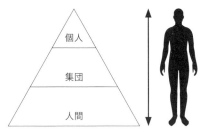

**図1-12　人間理解の3層モデル** [5]をもとに作成

健康教育や健康心理カウンセリングには，異文化滞在者に関する理解が欠かせない。人は人間としての共通の特徴の上に，集団としての特徴（文化），個人の特徴（個性）を重ねて理解される（図1-12）。健康問題においても中層を認識したい。異文化滞在者の文化的バランスポイント（母文化とホスト文化の間の位置取り）は様々で，現地の環境とは距離をとるスタイル（出島型適応）もある。心理的な安定と社会文化的な文化受容は適応の異なる側面なので，個人のニーズを見て必要な健康支援を選択し調整する。

グローバル人材の条件には，世界のどこへ行っても健康管理ができる能力を含めるべきだろう。国内用の健康教育が多文化集団に，欧米直輸入の健康理論が多文化環境に，どこまで通用するのか見極めて使いたい。

 **さあ，ディスカッション！**　　ヒントはこちら→

以下について考えてみましょう。
次のような場合，どうしたらよいだろうか。
1）日本留学に同伴した家族が，環境に馴染めず国に帰りたいと言う。
2）日本人留学生が，現地で友達ができなくて寂しいと言う。
3）在日留学生が，母国では野菜など食べない，私には必要ないと言う。

# 5-3　小中高生の健康を支援する

### 登校しぶりがみられる中学生の課題の整理と対応

> **シナリオ**
>
> 　中学2年生のAくんは，小学校時代はサッカーが大好きで，活発な子どもでした。中学校入学後はサッカー部に入部しましたが，部活のメンバーとなかなか馴染めず，中学1年生の秋には退部してしまいました。それから徐々に学校自体も休みがちになり，2年生になった4月は出席すべき15日中，3回の欠席と5回の遅刻がありました。欠席や遅刻の理由はあまり明確ではなく，「体調不良」とのことでした。両親共に日中は働いており，休んだ日は一人で家にて過ごしているようです。学校を休んだ日の放課後に担任が訪問すると笑顔で出迎え，担任をおしゃべりやゲームに誘う様子が頻繁にみられました。担任が帰ろうとすると，寂しそうな様子を見せることもしばしばありました。学校では授業の理解は半分程度であり，直近のテストの平均点は60点でした。登校した際の休み時間は一人で過ごすことが多いようですが，学校でも以前のサッカー部でも，いじめられているような様子は見受けられないとのことでした。

## （1）課題の整理

　今回の事例は，登校しぶりの認められる中学生のケースである。現在抱えている問題行動として，明確な理由がないにもかかわらず，登校時間になっても学校に行かず，家で過ごしていることがあげられる。

## （2）支援のポイント

　公認心理師や臨床心理士の資格を持つスクールカウンセラーがこのような事例に対応する際には，担任を中心とした教師への働きかけ，生徒に対する直接的な働きかけ，保護者に対する働きかけなどのいくつかの選択肢から1つ，あるいは複数の働きかけを組み合わせて実施することとなる。

　この事例に関して整理し，家庭での生活の様子は十分にわからないが対象生徒が中学生であること，両親が働いていること，生徒と担任の関係性が良好であることがうかがえることなどを踏まえると，両親を介して生徒を支援することよりも，担任が中心となり，支援を展開することが効果的であると予測される。したがって，スクールカウンセラーとしては担任をコンサルティとした**コンサルテーション**＊を実施していくこととなるだろう。

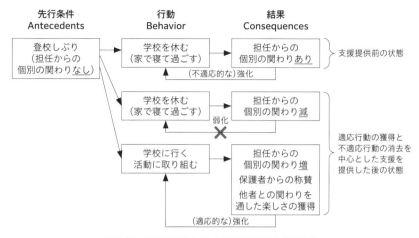

**図 1-13　三項随伴性に基づく問題の理解と対応方針**

## 1) 担任教師との関わり方のマネジメント

担任教師が主導となることで効果的な支援となることが期待できる一方で，担任教師の力量やモチベーション，負担度などを考慮しつつ，適宜スクールカウンセラーが，生徒指導担当教師や学年主任などと連携，情報共有をしながら担任教師自身も支援をしていくという観点が求められる。また，図 1-13 のような，**三項随伴性**に基づくアセスメントが対応方針の立案には有用である。三項随伴性とは，特定の先行条件下において特定の行動が生起した場合に，特定の結果が生じる関係性を指す [1]。図 1-13 に示されているとおり，支援提供前の状態では，生徒にとって担任教師との関わりが強化子となっていることが理解できる。すなわち，教師の対応が結果的に生徒の家で過ごす行動を強化していることが予測される。生徒は欠席や遅刻はあるものの，登校している日数も一定数あるため，学校に来たときに積極的に関わることとし，家庭訪問などの際にも授業の連絡や健康観察にとどめ，おしゃべりやゲームなどの，生徒にとって過度な楽しみを提供しないよう配慮することが必要である。具体的には，家で過ごしている際には担任からの関わりを意図的に減らし，逆に学校に行き，活動に取り組む行動が確認された場合には積極的に関わりを増やす対応が望まれる。あわせて，登校行動に対する保護者からの称賛や，登校することによって，他者との関わりを通した楽しさが獲得でき

ることに，生徒自身が気づくことができるよう，支援を展開していくことが有効である。

**2）家庭での生活のマネジメント**

　家庭での生活の様子が把握しにくく，また保護者からの関わりの程度も不明である。保護者に積極的に働きかけ，協力を要請することも重要であるが，実際には必ずしも学校に協力的ではない家庭もありうる。生徒への働きかけの例として，まずは毎朝登校する場合と同じ時刻に起床したり，日中は時間割と同じように勉強や宿題に取り組み，ゲームなどの時間は放課後の時間帯に制限したりすることなどが有効である。担任教師が生徒と相談しつつ，日中の学習内容を調整したり，課題の取り組みに対して称賛したりする役割を担うことが求められる。

**3）学級での過ごし方のマネジメント**

　学級での過ごし方に対して，生徒が満足しているかどうか，生徒が他の生徒との関わりを求めているかどうかを確認することが必要である。また，学校生活における当面の目標設定なども，生徒と担任の間で共有できるとよい。そのうえで，他の生徒との関わりを促進させるためには，**ソーシャルスキルトレーニング**（SST）を援用するなどして，授業内外での適応行動の促進と強化を行うことが求められるだろう。適応行動を同定するために，生徒の得意なことや好きなことに関する情報を収集することも必要である。また，テストの成績から授業の内容もわかっているところもあると考えられるため，そこを手がかりに発言等を通して自信を持たせていくことが当面の対応となるだろう。

**（3）支援実施中・後の予想・期待**

　家庭での生活を制限する一方で，学校に来ることで担任やその他の教師，保護者などから肯定的な声掛けを得る機会が増え，登校行動が強化されることが期待できるだろう。授業や休み時間の過ごし方を担任と相談しつつ，適切に他の生徒と関わる機会を増やすことで，他の生徒からのポジティブなフィードバックを得ることができる可能性も高い。

　まずは担任が教える授業での経験や，学級での担任のサポートを受けつつ他の生徒と関わることを通して，徐々に学校での生活で得られる強化子に気

づき，これまで避けていた学校生活に対するモチベーションや自己効力感を高めていくことになるだろう。他の生徒との関係性が構築されたと予測された場合には，徐々に担任からのアプローチを減らしていき，生徒同士での関わりの中で達成感や充実感が得られていることを確認していくような支援になると予測される。

## （4）健康心理学の眼から

　欠席が多い，休み時間を一人で過ごすことが多い，というような，多くの場合に問題として捉えられることの多い状態像であっても，ある程度は登校することができている，勉強も6割程度は理解できているようだ，といった肯定的な側面に目を向け，その割合を増やすところに支援の中核を据えられているケースである。また，適宜，医療機関との連携も図りつつ，生徒の訴える「体調不良」が学校内の支援で対応できる水準のものであることの確認も必要だろう。

> **Discussion**
> ## さあ，ディスカッション！
> ヒントはこちら→
>
> 以下について考えてみましょう。
> 1) この事例の内容において，Aくんが小学校低学年の場合，小学校高学年の場合，高校生の場合に，どのような対応が共通し，どのような対応が異なると考えられるか。
> 2) Aくんへの支援効果を促進させるために，Aくん以外の対象へ支援やアプローチを行うとしたら，誰に，どのようなアプローチが必要であると考えられるか。
> 3) 保護者が登校支援にあまり積極的ではない場合に，どのような工夫や注意が必要であると考えられるか。

Column
*A-6*　**公務員・行政職**　健康心理学を活かした自治体専門職としての実践と展望

　相模原市（政令指定都市：社会福祉職）と埼玉県（精神保健福祉相談員）での経験を合わせて10年以上が過ぎました。私が大切にしてきたことや，これまでの実践を振り返りつつ，健康心理学への想いを綴ります。

　私が自治体の専門職として大切にしてきたのは，様々な変化をポジティブに捉えることです。健康心理学でいうところのポジティブ志向や，ストレスマネジメントにもあたるでしょうか。仕事や職場の変化は，一般的にネガティブなイメージを持たれる方が多いかもしれませんが，私は「予期せぬ形で自らを成長させる機会」と捉えています。立場が変わることで，求められる役割も変化しますが，新たな出会いや学びにもつながります。個人や組織への働きかけを通じ，様々な面から健康に資する取り組み（健康政策）へとつなげていくプロセスは，健康心理学を学んだ専門職としての重要な使命であると考えます。

　実践を続けながら，「虫の目」「鳥の目」「魚の目」で物事を捉える大切さも学びました。現場の個別事例（ミクロ）をよりマクロな視点で「自分ごと」と捉え，最も効果的なタイミングを見極めて実践することが重要です。以前，若年層向け自殺対策の立案・実践に携わりましたが，若年層の自殺対策は当時も重要課題でありながら，自治体内で事業化するノウハウはほとんどありませんでした。私は，自殺対策には生物心理社会モデルが複合的に絡み合う面があるため，そこに健康心理学の視点を活かせるのではと考えました。異動から2か月で事業計画を提案し，多くの方の協力を得て官民協働事業（マッチングファンド）として採択されたときの喜びは今でも鮮明に覚えています。健康心理学の専門家との協働で，ストレス対処やメンタルヘルスの知識を得る講座や，マインドフルネス等を組み合わせた実践的な取り組みを展開した結果，自殺対策事例集にも掲載いただき，多くの人々に貢献できたことは，私にとって他に代えがたい経験であり，財産です。

　私は普段から，何かを実現させるために，「やるべきこと」「できること」「実現したいこと」の3つの軸を意識しています。公務員にとって法に基づく業務は当然ながら「やるべきこと」ですが，専門職として信頼され，「できること」を増やし，健康心理学の視点を活かした取り組み（「実現したいこと」）につなげるにはどうしたらよいかを日々模索しています。

　健康心理学は，既存の領域での活用はもちろんのこと，実践を担う一人ひとりの取り組みをエビデンスとして蓄積することで，さらなる発展へとつなげることが期待されます。これからも現場に身を置きながら，自治体の専門職として「実践・研究・発信」を意識して研鑽に励みたいと思います。

## Column B-4　学校　健康心理学の理念に基づく学校での多職種連携への期待

　皆さんは「生徒指導」についてどんなイメージをお持ちですか？「怒ったり叱ったり罰を与えたりして児童生徒を正すもの」というイメージを持たれる方も多いかもしれません。「生徒指導提要」には「生徒指導とは，一人一人の児童生徒の人格を尊重し，個性の伸長を図りながら，社会的資質や行動力を高めることを目指して行われる教育活動[1]」であり，「すべての児童生徒のそれぞれの人格のよりよき発達を目指すとともに，学校生活がすべての児童生徒にとって有意義で興味深く，充実したものになることを目指して[1]」いると記されています。要は，児童生徒が問題を起こしてから対処的に関わっていくのではなく，そもそも問題が生じないよう予防的に関わり発達を促すことにより「学校でより良く過ごす」ための活動なのです。この「生徒指導」は，健康心理学の目的とも重なり合うものだとみなすのが自然なことのように思うのですが，いかがでしょうか。

　学校における児童生徒の健康支援に関わる専門職を「生物・心理・社会」という観点で考えてみると，（強引ではありますが）身体の面では養護教諭，心理という面ではスクールカウンセラー（SC），社会という面では近年になって配置されるようになったスクールソーシャルワーカー（SSW）が該当するかと思います。さらに，生徒指導の範疇では近年各自治体で制度化されるようになったスクールロイヤーの活用も進んでいくでしょうし，部活動での外部指導者の活用など，多様な専門職がより学校に関わっていく方向に進んでいくことは確かでしょう。そうした専門職の連携にあたっては，学校において教育活動の中に専門職を組み込み，専門職の活用の仕方・ルールを校内外で共有する「体制づくり」が問われることになるかと思いますが，難しさはそれだけにとどまりません。学校に常駐するわけではない「非常勤」の専門職が連携するとなったとき，専門職間の情報共有の仕組みであったり，専門職同士で「会ったこと，関わったことがある」という「人のつながり」をつくったりすることも簡単ではないでしょう。学校と専門職の間のやりとりが主となる中で，専門職が足並みそろえて一貫した支援を行うことが期待されるにもかかわらず，です。

　冒頭に話を戻しますが，学校における健康心理学のエッセンスの活用は，心理教育や健康教育を行うことだけではないでしょう。健康心理学の目的であり生徒指導での目的でもある「健康増進，予防，より良く過ごす」が多職種をつなぐ理念・目標として共有され機能していくことを期待したいと思います。

# 6 健康のために情報化を活用する

## 6-1 遠隔カウンセリングの活用を考える

家庭を中心に生活する中学生へ

シナリオ

　Aさんは中学2年生で，会社員の父と母，小学生の弟と4人で暮らしています。中学校入学直後のある日，教室のざわめきをとても不快に感じてから，小学校でも時々行っていた放課後登校をするようになりました。日中，家では主に勉強に関するweb動画を見て過ごしています。時々ゲームや読書に長時間没頭し，目の疲れと頭痛でつらくなることがあります。趣味は料理で，料理系アニメを観ながら食事やスイーツを作っています。好きな物を食べ運動をしていないせいか，最近少し体重が増えてきたようです。また親戚に以前不登校だったいとこがおり，この春，大学に進学したと聞きました。それ以来，様々な大学のwebサイトを見て学生生活を想像しては楽しんでいるそうです。

　放課後，担任の先生と養護教諭に会うのはよいのですが，会うたびに元気かと尋ねてくる教頭先生と話すのには抵抗を感じています。担任の先生にスクールカウンセリングも勧められましたが，日中の面接の時間に学校へ行く気にならず，今は代わりに母親に面接を受けてもらっています。

　これらの情報は，母親から開業オンライン・カウンセラーへ，「子どもとビデオ通話で直接話せるカウンセラーを探している」という依頼と共に寄せられました。Aさん自身は誰かと話したい気持ちがあり，オンラインなら緊張しなくて済むかもしれないと思っているとのことです。

### (1) 課題の整理

　感覚過敏があり学校環境が合わず，放課後登校をしている中学生の事例である。早急な医療的介入が必要な様子はなく，学校とのつながりもあり，支援の現場では比較的落ち着いているケースと判断されそうである。一方で，気分次第の比較的自由な生活の中で発育・発達の問題に気づきにくくなるリスクが想定される。将来に備えるためにも，不安解消につながる支援と，健康的な生活への心理教育的介入を行う必要があると思われる。

### (2) 支援のポイント

#### 1) 遠隔カウンセリングの枠組みを設定する

　遠隔カウンセリングはまだ一般的とはいえないため，実際に面接を始める前に支援の枠組みをある程度関係者に示しておく必要がある。Aさんの場合

には，①子ども，②保護者，③支援者・支援機関の三者に対して，遠隔カウンセリングによる支援目的と面接頻度等の実施計画を可能な範囲で示し，合意を得るとよい。なお，他の支援者とのやりとりには原則としてクライエント（子どもと保護者）の同意が必要となるため注意する。

　また，遠隔カウンセリングを受ける環境については，①セキュリティ面も含めた適切な機器を使用可能か，②プライバシーが確保され静かに安心して話せる環境があるか，③接続がうまくいかないときに補助となる連絡手段があるのか，などを確認しておく必要がある[1]。家庭と直につながる遠隔心理支援は生活環境の影響を受けやすいため，カウンセリングが安全に行える環境調整は必須である。面接環境をアセスメントするためにも，保護者と実際のオンライン環境でも打ち合わせを行っておくことは有効である。また可能であれば，本人も含めて事前に数回「接続のリハーサル」の形で5〜10分程度の短い面接を行っておくと，面接への準備性（レディネス）を高めることにつながる。

### 2）Aさん本人とのカウンセリング契約

　前述した接続リハーサルは「目的のある共同作業」ともいえる。機器に関するやりとりが多く自由度が低いため，会話の緊張感を抑えやすい。また接続リハーサルを関係性のリハーサルとしても利用することで，その後の面接への心理的抵抗感を弱めることもできる。ただしリハーサルの時点で信頼関係（ラポール）ができたように感じても，正式な面接に入る際には面接のルール等を共有し（カウンセリング契約），関係を整えておく必要がある。これにより，カウンセラーと単に「楽しく話す」だけでなく，アセスメントの導入や他機関への紹介も提案しやすくなる。

### 3）遠隔カウンセリングの利便性に配慮する

　①アセスメントの工夫：遠隔支援の場においても観察によるアセスメント，特に相手の声色，会話の間，相手の姿勢や視線など非言語のレベルでの情報は対面の場合と同じく重要である。また，a）心身の健康状態の確認，b）生活上の課題・問題，c）学業に関する不安や障害，d）成育歴・ライフイベントに関する情報や，e）家族・親戚の状況などについても，負担のない範囲で情報を集めると多角的なクライエント理解につながる。現在はオンライン用に開発された心理検査用質問紙や，webサイトから無料で利用できるチェッ

クリストもあるが，どのようなアセスメントであっても目的や結果の共有範囲など倫理面に十分配慮して行う必要がある。さらに，普段Aさんがどのようにインターネットを利用しているのかも重要な情報である。普段の利用方法とかけ離れている面接構造は定着しにくいと考えられるからである。その点，Aさんは勉強の動画を観るという使い方もしており，心理教育的介入の導入もしやすいかもしれない。

②支援の可能性の検討：事前の情報によると，Aさんには眼精疲労のような症状や運動不足による体重増加などがあり，健康教育的介入が必要と思われる。生活管理に取り組む際には，生活パターンと体調を記録できるアプリの利用など，ゲーム性を持たせて記録行動を継続させる工夫も可能である。

また，Aさんは直接人と対面することへの不安感も強いようである。他者とのコミュニケーションを心配している場合には**ソーシャルスキルトレーニング**[*]，緊張緩和のためのリラクセーションなど，説明動画を共有するなどして行動療法的支援を取り入れるのもよいかもしれない。もしもオンライン形式の会話に負担を感じにくいのであれば，教員など他の専門職も交えた三者面接の機会を設けて対人場面のトレーニングとして活用することもできるだろう。さらにそのような実際の経験の中では，どのような認知や気分が伴っているのかを振り返ることによって対人場面でのストレス対処へとつなげていくことも可能と考えられる。

③**データやコンテンツの共有**：視覚や聴覚支援の一環として，web上のコンテンツを利用することも検討しておくとよい。作った料理の写真を見せてもらう，自作の音楽を聞かせてもらう，描いた絵や小説を見せてもらう，など相手の趣味を共有するといった使い方もできる。その際，SNS上の情報にアクセスすることをクライエントが望むことがあるかもしれないが，web上の情報には著作権への配慮の必要性や情報の信頼性の問題が生じることがあるため，情報の共有にはカウンセラー側の高い**情報リテラシー**[*]が必要となる。

また，Aさんの場合，大学に進学したいとこの存在は未来の1つの理想像となっているようである。大学生活がまだ非現実的な中学時代だからこそ，その興味をキャリア発達につなげていける可能性もある。カウンセラーはキャリアの志向性にも関心を向けながら，Aさんの大学に関する情報検索行動を支援に活かせるとよいかもしれない。

## （3）支援実施中・後の予想・期待

　中学生なりに課題意識を持って生活を見直し，家庭生活においても自分の健康を考慮して過ごせるようになると考えられる。また遠隔カウンセリングの中で対人場面に自信が持てるようになれば，進路指導の教員やスクールカウンセラーとの関わりにも興味を持つ可能性がある。

## （4）健康心理学の眼から

　医学的・臨床心理学的に深刻な課題がないケースは，当事者・支援者共に介入の必要性を捉えにくく，支援量が相対的に減ってしまうことがある。しかし，実際には生活習慣の改善や心理教育を必要としているケースも多く存在する。生活環境に直接入っていける遠隔カウンセリングはそのような一次予防的な関わりとして有効であり，健康心理学的な視点を持ったカウンセラーが活躍できる領域の1つと考えられる。

Discussion **さあ，ディスカッション！**　　　ヒントはこちら →

以下について考えてみましょう。
1) 遠隔カウンセリングのメリット・デメリットを自分の感覚に照らして考察し，周りの人と共有してみよう。
2) Aさんの「健康状態」について，保護者，支援者，学校関係者にどのように説明するだろうか。文章にしてみよう。
3) オンラインで利用できる健康関連の安全なコンテンツにはどのようなものがあるだろうか。調べてみよう。

# 6-2　e-ヘルスの可能性を拓く

┌─ シナリオ ─┐

　Aさんは，地方自治体の健康増進課に勤める保健師（40代女性）です。この自治体では，住民の高齢化もあって，「市民の健康づくり」を最重要課題の1つに位置づけています。来年度に，住民を対象にした健康づくりキャンペーンの開催を予定しており，保健師のAさんはその企画・運営の担当を任されました。来年度の自治体の予算案には，健康づくりキャンペーンのためのまとまった額の事業費が計上されており予算的には問題ありません。自治体としては，健康意識の高い住民だけではなく，できるだけ多くの住民に気軽に参加してもらえるようなキャンペーンになることを望んでいます。また，できればキャンペーンが1年限りの単発イベントで終わるのではなく，その後も継続されることを期待しています。ただ，まとまった額の予算がつくのは初年度の1年限りで，それ以降はおそらく少額しか望めないだろうと予想されています。今回のキャンペーンに携わることのできる課内のスタッフも5名程度で人的資源も十分とはいえません。これらの事情を踏まえた結果，保健師のAさんは，今後を見据えて，パソコンやスマートフォンを通して利用できるe-ヘルスを開発し，できるだけ多くの住民が気軽に継続的に参加できるキャンペーンにしようと計画しています。

## （1）課題の整理

　本事例は，自治体が住民を対象に行う大規模な健康づくりキャンペーンの企画・運営の方法に関するものである。自治体の希望としては，①健康意識の低い住民も含めてできるだけ多くの住民に参加してほしい，②少人数のスタッフで運営してほしい，および③単発イベントではなく持続可能なものにしてほしい，の3点をあげている。今回の健康づくりキャンペーンは自治体が力を入れている事業なので予算的には余裕があるようだ。しかし，その予算も初年度にまとまった形でついており，その後の継続的な支援はあまり期待できそうにない。単発のイベントなどを開催して会場費や人件費に多くの予算を割いてしまうと，次年度以降のキャンペーンを継続的に行うことが難しくなる。そのため，初年度に完成させたキャンペーンの枠組みを，その後も少額の維持費で運用できる形にすることが望ましい。これらの事情を総合的に勘案した結果，Aさんは，初年度にパソコンやスマートフォンなどのICT

を活用する健康増進システムである「e-ヘルス」を開発し，次年度以降も最低限の維持費でそのシステムの運用を継続していこうと考えている。

## （2）支援のポイント

### 1) できるだけ多くの住民に参加してもらう

キャンペーンの影響度の大きさは，対象者一人あたりの「効果」と，接触できる対象者の「人数」の積で決定する[1]。つまり，住民一人ひとりの健康相談に乗るようなキャンペーンを展開すれば，確かに相談に訪れた住民への効果は大きいが，その分サービスを受けられる人数が限られてしまう。逆に，健康情報を掲載した市報やポスターを市中に配布（掲示）すれば，多くの住民の目にとまるかもしれないが，それほど大きな効果は期待できない。限られた人的・経済的資源の中でキャンペーンを展開する場合，効果と接触人数はトレードオフの関係にある。どちらを重視するかはキャンペーンの目的にもよるが，本事例のようにできるだけ多くの住民に予防的な働きかけ（**ポピュレーションアプローチ**[*]）を行う場合には，e-ヘルスを開発してリーチ（接触できる人数）を広げることは適切な選択といえるだろう。

### 2) 少人数のスタッフで運営する

e-ヘルスの大きなメリットの1つは，少人数のスタッフで大規模集団への働きかけを行えることである。情報発信，住民とのやりとり，およびデータ収集などすべてインターネット上で行えるため，アナログな手作業が減り人的資源を大幅に削減することができる。ただし，e-ヘルスの実施にあたってはシステム開発に高額な初期費用を投じる必要がある。通常，スタッフの中にシステムエンジニアやプログラマーなどの専門家がいない場合は，外部の業者にシステム開発を委託することになるためだ。もう1点，業者にシステム開発を委託する場合に注意すべき点は，個人データの取り扱いである。原則，住民から収集したデータは自治体内のサーバーで厳しく管理し，安全性の低い外部サーバーに置いてはならない。

### 3) 持続可能なキャンペーンにする

e-ヘルスの継続的な運用が難しい原因の1つに，ユーザーのシステム利用率の低下がある。つまり，大半のユーザーは早々にe-ヘルスに飽きてしまい利用を中断してしまう。海外では優れたe-ヘルスであっても1か月程度

表1-5　ゲーミフィケーションに関わる用語説明 [2]

| | 用　語 | 定　義 | 同義の用語 | 備　考 |
|---|---|---|---|---|
| 1 | ポイント (Points) | 進行を数量的ユニットで表示 | 経験値，得点 | 小さな喜びを与えて有能感を満たす |
| 2 | バッジ (Badges) | 達成状況をアイコンで可視化し表示 | トロフィー | ポイントの大きな塊であり，わかりやすく達成感を味わわせる |
| 3 | リーダーボード (Leaderboards) | 競争の順位を表示 | ランキング，スコアボード | 競争心を煽る（多角的に複数のボードを出すなどの工夫が必要） |
| 4 | プログレッション (Progression) | 進行状況を表示（達成度の把握） | レベルアップ | 自分の現在地を教える |
| 5 | ステイタス (Status) | 進行状況を名称で表す | タイトル，ランク | さりげなく自尊心を満たす |
| 6 | レベル (Levels) | 難易度が上がる | ステージ，エリア，ワールド | 個人の技能に合わせた難度にし，飽きさせない |
| 7 | リワード (Rewards) | 有形の価値のあるアイテム | インセンティブ，賞，ギフト | 内発的動機づけを損なわないように，予期せぬ報酬を与える |
| 8 | ロール (Roles) | キャラクターの役割演技要素 | クラス，キャラクター | 自分の成長を可視化させる |

で利用率（ログイン率）が半減するとの報告がある。そのため，現在，ユーザーを飽きさせないための工夫として，「ゲーミフィケーション」の原理をe-ヘルスに応用する試みが数多くなされている。ゲーミフィケーションとは，ゲーム以外の文脈にゲームの要素やデザインを応用することである。単なるゲームがゲームを行うこと自体を目的としているのに対し，ゲーミフィケーションはゲームの外に達成したい目的を据える。ゲーミフィケーションには，ユーザーの動機づけ（やる気）を喚起させるための様々な仕掛けがあり，代表的なものに「ポイント（進行を数量的ユニットで表示する）」「バッジ（達成状況をアイコンで可視化する）」，および「リーダーボード（競争の順位を表示する）」などがある（表1-5参照）。このように，e-ヘルスに「ゲーム（楽しさ）」の要素を加えることで，利用継続率を上げるだけではなく，健康意識が低い住民の興味も引きつけることが可能になる。

## （3）支援実施中・後の予想・期待

　自治体が開発したe-ヘルスについて市報やポスターなどを通して住民に広く周知すれば，試しに利用してくれる住民も出てくる。しかし，せっかく

利用してもらっても，ただ一方的に自治体から住民に健康情報を送信したり，住民にその日の歩数や体調などを作業的に入力させたりするだけでは，すぐに飽きられてしまう。そのため，住民に自分の変化や成長を実感させたり，達成状況に応じて景品などのインセンティブを与えたり，他の住民と楽しく競争させたりと，e-ヘルスの中にうまくゲームの要素を組み込むことで利用継続を促す必要がある。最終的には，e-ヘルスのゲーム的要素に惹かれて利用していた住民が，利用しているうちに次第に健康づくりそのものの重要性に気づき，健康意識を高めて自律的に利用してもらえるようになれば理想的である。

## （4）健康心理学の眼から

　本事例では，持続可能なe-ヘルスにするために，ゲーミフィケーションの原理を応用することを提案している。「ゲーム」と聞くと情報工学や電子工学の分野をイメージしやすいが，実は，このゲーミフィケーションは自己決定理論[3]をベースにしており，心理学者にとっても馴染みの深い原理なのである。ゲーミフィケーションでは，ポイント，バッジ，およびリーダーボードなどの仕掛けにより，ユーザーの自律性，有能感，および関係性の3つの欲求を効果的に刺激することで，自ら楽しく行動してもらうように仕向ける。よって，本事例のキャンペーン終了後の効果検証の際には，e-ヘルスのどの仕掛けが住民のどの欲求を刺激したのかまで評価すると，今後の効果的なe-ヘルス開発のための有益な情報が得られるかもしれない。

---

Discussion　さあ，ディスカッション！　　　　　ヒントはこちら→

以下について考えてみましょう。
1) 効果的なキャンペーンを展開するために必要な要因は何か。
2) e-ヘルスの開発・運用に関わるバリア要因（妨げる要因）は何か。
3) ゲーミフィケーションの原理を応用することで，具体的にどのようなe-ヘルスが開発できるか。

# 6-3　スマホ依存を防ぐには

　Aさん（14歳女性）は，小学6年生からスマホを使い始めました。主に使用している機能は，SNSです。スマホを使用するきっかけは，学校の友人とのつながりを得ることでした。初めの頃は，家庭内で決められた時間に使用するようにしていました。しかし，友人とのやりとりが頻繁になるにつれて，スマホを使用する時間が長くなっていきました。今では，多い日で1日6時間以上，深夜1時頃まで使用することもあります。母親から注意されてもなかなかやめられません。本人も長時間の使用は良くないとわかりつつ，友人との会話を途中でやめられないと話しています。両親も無理やりスマホを取り上げることで友人関係がうまくいかなくなるのは困ると考え，強く注意ができません。また，自分が投稿した内容に対し，フォロワーから多くの「いいね！」がもらえるのが嬉しいと話しています。最近では，写真を加工するなどして，事実とは異なる内容を投稿することが増えているようです。母親は，最近のAさんの様子について，スマホを手放す時間が少なく，お風呂やトイレに行く際も持ち歩いており，いつも寝不足気味で，集中力が続かないと心配しています。Aさん自身もスマホが見当たらないと強い不安を感じ，冷静さが保てなくなると訴えています。

## （1）課題の整理

　今回の事例は，スマホの長時間使用は好ましくないと理解しているものの自己コントロールができなくなってしまったケースである。両親も学校での友人関係がうまくいかなくなることを心配して，強く注意ができない。スマホの使用は，多い日で1日6時間以上，深夜まで及ぶこともある。長時間使用の主な理由は，友人との会話を途中でやめられないこと。最近では，多くの「いいね！」を獲得するためにSNS上で事実とは異なる内容を投稿することが増えている。生活面への影響としては，睡眠不足，集中力の低下，スマホが見当たらないと強い不安を感じ，冷静さが保てなくなることがあげられる。

## （2）支援のポイント

### 1）スマホ依存度のアセスメントと医師との連携

　今回の事例では，スマホの長時間使用により，生活面に様々な不調が現れていることを本人も両親も認識し始めたところである。SNS上で事実とは異なる内容を投稿する，睡眠不足，集中力の低下，スマホが見当たらないと強い不安を感じ，冷静さが保てなくなるといった症状がみられることから，スマホ依存症の可能性が高い。

　回復への第一歩は，依存状態に気づくことから始まる。米国のテクノロジー・インターネット依存症センターがホームページ上で公開している「スマホ依存度テスト[1]」がある。まずはセルフチェックをして依存状態が疑われるようであれば，スマホやインターネット依存に関する知識を持つ専門家や医療機関等に相談する必要がある。一般的に依存症の主な治療として薬物療法と心理療法がある。現在，スマホ依存症の薬物療法においては有効性が明らかになっている薬はない。心理療法においては，依存症の治療で効果が高いとされる認知行動療法が多く用いられている。その他にも，一定期間ネットを使用しない環境の中で生活リズムを整えることなどを目的とした入院治療やキャンプを実施している医療機関もある。

### 2）スマホ依存を防ぐポイント

　子どもは，将来への見通しや自己コントロールが大人に比べて未熟なところがある。また，スマホ依存への理解度や外部からの情報に対する感受性にもバラつきがある。依存症は進行するほど対処が難しく，低年齢ほど重症化しやすい。そのため，子ども任せにするのではなく，大人も一緒に早期からの予防策を心がけることが大切である。

　　＜予防策の例＞[2,3]
　　①スマホを長時間使用することのメリット・デメリットを話し合う。
　　②家庭内での使用ルールをつくる（大人が模範となる）。
　　③デジタル端末の制限機能を活用する。
　　④家庭を居心地の良い環境にする。

### 3）スマホ依存から回復するポイント

　スマホを使用している本人は，長時間使用しているという自覚が乏しいことが多い。どこからが依存症なのかを明確に区別することは難しいが，一般

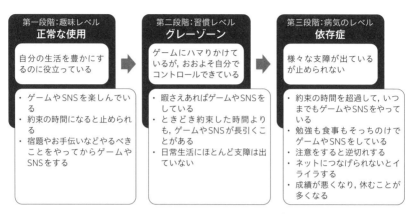

**図 1-14　スマホ依存症の進行レベル** [4]

に図 1-14 のような 3 段階を踏んで進行していくと考えられる。まずは，セルフモニタリングを実施して，使用時間や利用しているサービス，閲覧しているサイト，睡眠時間などを把握するとよい。さらに，スマホを長時間使用するきっかけや途中でやめられない理由などを話し合い，問題解決の糸口を見つけていくことが大切である。また，起床・就寝の時刻やネットを使用する時間，スマホに触れない時間などを決めて，1 日の予定を計画的に立てることも有効である。最後に，依存症の治療は，本人だけでなく家族の負担も大きいとされている。そのため，医療機関だけでなく，支援グループや学校，親戚などと連携して取り組むことが大切である。

### （3）支援実施中・後の予想・期待

　スマホ依存症で問題なのは，過度な使用により生活リズムが乱れ，心身の健康状態に不調が現れること，ネット上以外での日常生活が破綻し，不登校やひきこもりにつながること，社会とのつながりが希薄化することにより必要な人生経験を積む機会が失われることである。一般に，依存症の治療は長期にわたって一進一退を繰り返しながら続けられる。完全に依存症の心配から抜け出すには多くの時間が必要となる。すでに生活リズムが崩れている場合は，まずは規則正しい生活を送ることを目標とし，焦らずにスモールステップで取り組むことが大切である。

## （4）健康心理学の眼から

　スマホ依存症に陥るきっかけの1つとして，人間関係のトラブルがあげられる。例えば，部活動での人間関係がギクシャクしたり，いじめに遭ったりというようなことから，ストレス発散を目的にスマホゲームにハマって夜中までプレーしてしまう。その結果，寝不足になり，学校に遅刻するようになるというケースが考えられる。両親からも感情的に怒られ，強制的にスマホの使用を制限されたりすることで，家庭内でも孤独になり，ひきこもっていくという悪循環が起こる。一般に，スマホ依存症は早期の対応が望ましく，生活に深刻な影響が出る前に受診して治療を開始したほうが回復が容易であるとされている。そのため，一人で解決しようとせず，医療機関や地域の相談窓口などの第三者に相談し，スマホを長時間使用する裏に隠された問題を見つけ，解決策を講じることが重要である。

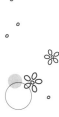

Discussion　**さあ，ディスカッション！**　　ヒントはこちら →

以下について考えてみましょう。
1) 図1-14のスマホ依存症の進行レベルにおいて，現在のAさんはどのステージにいるのか。
2) Aさんと同じような年代の対象者にとって，スマホを使用することのメリット・デメリットとして，どのようなものがあげられるか。
3) スマホ依存症を防ぐための「スマホ使用ルール」として，どのようなものがあげられるか。

Column
A-7　**管理栄養士・栄養士**　栄養学と健康心理学を統合した食行動変容の支援

　管理栄養士・栄養士（以下，管理栄養士等）は，「栄養・食を通じて，人々の健康と幸福に貢献する」専門職です。管理栄養士は，厚生労働大臣の免許を受けた国家資格である一方，栄養士は，都道府県知事の免許を受けた資格であり，医療の現場のみならず，保健所等の地域や職域，学校など，多様な場で人々の食生活の支援を行っています。

　私は管理栄養士として，クリニックで高血圧や糖尿病の患者さんを対象とした栄養食事指導を担当していました。一生懸命，栄養のアドバイスをしても，なかなか行動変容できない患者さんに対し，もどかしさを感じていたときに，健康心理学に出会いました。特に，健康心理学で扱われる行動科学の理論やモデルは，食行動の変容に欠かせないと知り，現在は，管理栄養士等を目指す学生や現場の管理栄養士等に，行動科学を用いた栄養教育や栄養カウンセリングを教えています。

　食行動変容を促すためには，動機づけのための知識（motivational knowledge）と実践のための知識（instrumental knowledge または，how-to knowledge）の2つの知識[1]が必要だといわれています。動機づけのための知識は，例えば，「野菜を食べるとがん予防になる」といった知識であり，「このままじゃいけない。もっと野菜を食べないと」と思う知識です。一方で，実践のための知識は，「忙しいときに野菜を食べる工夫」といったもので，聞いたとき，「それだったらできそう」と思う知識です。動機づけのための知識には，栄養学の知見が役立ちます。しかし，これだけでは，「わかっているけど，できないんだよね」という人を育ててしまいます。実践のための知識は，その「できない」を「できる」にします。ここで，健康心理学の知見が役立ちます。相談者がどういう場面に「できない」と思っているのか（自己効力感を低いと感じているのか）を把握し，その場面に応じたアドバイスを行うことで，行動の実践の可能性が高まります。このように，管理栄養士等は，栄養学と健康心理学を統合した知識やスキルを持って，相談者に接することで，より良い食生活を支援することができると考えます。

　情報があふれる現代，「わかっているけどできない」人が多くいます。「わかっていてかつできる」人を増やすためには，管理栄養士等の業務の中で，健康心理学の視点をもっと活用していく必要があると考えます。

Column
*A-8*　公認心理師　エビデンスに基づく健康心理学の実践

　公認心理師（Certified Public Psychologist: CPP）は，2017年に施行された公認心理師法に基づいて，文部科学省および厚生労働省に登録された心理学関連の初めての国家資格です。そして，国民の心の健康の保持増進に寄与することが目的とされているため，公認心理師が心理状態の観察結果の分析，助言，指導等を行う際には，従来の多くの民間資格と比較して，それらのエビデンスがより重視されることになります。

　このように書くと，当然のことであるように感じられるかもしれませんが，実際の心理臨床の現場では，意外に「勘と経験」で実践されていることが少なくありません。公認心理師は，主要5分野（保健医療，福祉，教育，司法・犯罪，産業・労働；いずれも健康心理学の実践分野ともみなせます）に分類されますが，いずれの分野においてもエビデンスが脆弱な実践が見受けられます。

　例えば，保健医療分野においては，他者からの観察や否定的評価に対する過剰な不安を示す社交不安症の治療的支援の際に，ソーシャルスキルトレーニング（SST）を用いることがあります。これは，他者との交流場面における対処方法を身につけることが不安症状の改善に役立つことを想定していると考えられますが，エビデンスの観点からは，SST単独ではほとんど効果がないことが複数の研究で指摘されています[1,2]。同様に，司法・犯罪分野においては，性犯罪加害者に対する再犯防止の治療的支援の際に，被害者の苦痛を理解させ共感性を高める手続きを用いることがあります。これは，自らが行った犯罪行為が被害者にどれほどの苦痛をもたらしたのかという反省を促すことによって再犯防止に寄与することを想定していると考えられますが，やはりエビデンスの観点からは効果のある者は限られており，かえって再犯を促進してしまうことが少なくないことも知られています。さらに，福祉分野におけるひきこもり者に対する治療的支援や，教育分野における不登校などの児童生徒の不適応問題に対する治療的支援の際の「（原因とされる）家族機能の改善」が必須であるとされていることなどもエビデンスの観点からは疑問が残ります。

　公認心理師には，資格自体の更新制度はありませんが，資質向上の責務が課されています。すなわち，自らの「勘と経験」や，大学や大学院等で学んだ理論的背景だけに頼るのではなく，最新のエビデンスの情報を参照しながら，常に自分自身をアップデートする必要があるのです。そして，そのことが国民に本当に役立つ心理的支援サービスの提供につながることになります。私自身もそれに努めながら実践に取り組みたいと考えています。

101

# 7　最前線の職業人を健康に

## 7-1　こういう看護師は燃え尽きない

燃え尽きないための方略

　看護師5年目のAさん（26歳）は，消化器外科病棟に勤務しています。中堅看護師として病棟のリーダーの役割をすることになりました。病棟のリーダーは，その日のメンバーの受け持ち患者を決め，医師から患者の使用薬剤の変更や今後の方針等について指示を受けます。また，リーダーは，緊急入院や予期しない出来事に対しても担当看護師を決めるなど，勤務全体の運営を任されており，その日の皆の勤務が安全に行えるようにする運営責任を負います。

　Aさんがリーダーを務め始めてから1か月が経ちました。リーダーをするときは，先輩看護師がいる中で自分がリーダーとして指示を出すことに言いづらさを感じていました。また，受け持ち患者さんを決める際には，患者さんの重症度や看護ケアの多さを考え，さらに緊急に患者さんが入院することを踏まえながら，どのようにすれば公平な仕事量になるのか，加えて緊急入院の対応をできることも考慮して判断せねばならず，とても苦労していました。そして，先輩看護師から受け持ち患者さんの担当について何か言われないか，この受け持ち配置で大丈夫かなという不安な気持ちでいっぱいになりながらも，リーダーの役割を果たそうとしていました。また，リーダー時も他のメンバーの業務の実施状況を把握しながら自分が担当する患者さんに対しても一生懸命対応し，自分の昼休みの休憩が短くなっても業務が滞りなく進められるようにしていました。そして，リーダーの役割を担当する日はいつもより早く職場に行き，患者さんの状態を把握し，リーダーが終わった日は心身共に疲れを感じていました。

### （1）課題の整理

　今回の事例は，経験年数5年目看護師が新たな役割としてチームのリーダーを担うことになったが，先輩看護師に対して指示を出さなければならないことに抵抗を感じ，また失敗なくうまくやらなければという気持ちを抱えており，きちんとやろうとしすぎる傾向がある，というものである。加えて，リーダー業務というプレッシャーを抱えながら仕事をしている状態である。自分を犠牲にして仕事を完璧に行おうとすることは，心身の疲労を蓄積させる。またリーダーとしての自信が持てない中でうまくいかないことが続く場合，自信喪失やバーンアウト*（燃え尽き症候群）となり，離職へとつながる

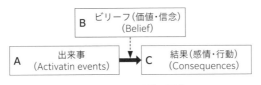

図 1-15　ABC 理論の図式

可能性もある。

## （2）支援のポイント

### 1）新しい役割に対する捉え方を考える

　看護師としての経験年数が増えるにつれ，後輩看護師の教育やフォロー，リーダーのような病棟の運営を行う責任を伴う役割を担うようになる。患者・家族の支援だけ行うということは少なくなり，同時に多くの役割を担っていかなければならない。患者・家族の支援に十分な時間をかけたいと考える看護師にとって，他の役割と並行して担っていくことにストレスを感じている者も少なくない。また，責任ある役割を担うことに対するプレッシャーを感じる者も少なくはない。

　そのため，看護師は患者・家族への援助以外の役割を担うようになった場合，その役割に対する捉え方，役割への受容について考える必要がある。

### 2）自己肯定感を低下させるビリーフ（価値・信念）はないかを捉える

　ABC 理論によると結果（感情・行動：C 点）は，出来事（A 点）から直接もたらされるのではなく，**ビリーフ（価値・信念：B 点）**の影響を受ける（図 1-15）。そのため，結果に影響を与えるビリーフを捉える必要がある。

　A さんは，新しい役割であるリーダーを担当するにあたり，先輩看護師に何か言われないようしなければいけない，きちんとリーダーとしての役割をこなさなければいけないという，自分自身に対して「〜であるべきだ」「努力すべきだ」という自己理想のビリーフを持っている。また「他者からの期待」として「期待に応えなければならない」というビリーフを持っている。このように自己理想のビリーフが強すぎると，自らが設定した欲求に達することができない場合，そこを目指そうと努力する場合もあるが，一方で自分自身に対して否定的な評価を下してしまい，そのことは自信喪失と自己肯定感の

低下につながることがある。他者からの期待に対するビリーフも同様に，他者からの期待に応えようと努力する良い面がある一方で，他者の期待に応えられない状況においては自己肯定感の低下につながる[1]。そのため，自己肯定感が低下していないかどうかを捉えながら，自己肯定感を低くさせているビリーフに気づく必要がある。

### 3）自己信頼を高める関わりをする

失敗に対する恐れや自信の欠如は，潜在能力の発揮と成果への妨げとなる。そのため，自分自身を信頼できるようにするための成功体験を積み重ねられるように，リーダーとしてうまく行動できたことに対する評価の声をかけていくことが必要である。また，他者から信頼されていることや支えられていることが実感できるように肯定的に働きかける必要がある。

## （3）支援実施中・後の予想・期待

現在，新しい役割についてどのように考えているか，何か新しいことを行うときにどのように考える傾向があるのかを振り返ることで，自分自身の強固なビリーフや考え方の癖を発見することができる。そして，そのように考えているのが自分自身ではなく他者であった場合には，どのように声をかけるかを試しに考えてみる。そうすると，自分自身に対しては厳しい言葉を投げかけている一方で，他者に対しては「そんなに無理することはない」「始めたばかりだから最初から完璧にはできないよね」と優しい声掛けをすることに気づくことができる。また，完璧主義的な思考や「〜でなければならない」という思考に気づき，ストレスの低減にもつながる。

## （4）健康心理学の眼から

ストレス理論ではストレス反応について，認知的な評価がストレスを高めると述べられている[2]。そのため，認知的評価であるビリーフとして「〜でなければならない」という強固なビリーフは看護師のストレス反応を高める。看護師としてどのような価値観や信念を持っているかを捉え，そこから「〜でなければならない」というような強固なビリーフがないかを考えることでストレス反応の低減につなげられるとよい。

人の生命に関わる職業の1つである看護師は，ストレスフルな状況を避け

られない。一方で，人の生死に関わることや新たな技術知識を学ぶ過程は看
護師としての成長につながっている。看護師を続けていくためには，ストレ
スフルな状況を乗り越える力となる**レジリエンス**を高める必要がある。具体
的なレジリエンスの要素としては，①現実的な計画を立案し実行する力，②
自分を肯定的に捉え自分の能力を信頼できる力，③コミュニケーション能力
と問題解決能力，④強い感情や衝動をマネジメントする力，⑤サポート体制
があること，がある[3]。これらの要素を高められるよう支援することが，ス
トレスフルな状況を乗り越えていくことにつながる。

　また，対象とする人のやる気を引き出す方法としてコーチングの技法がある。
**コーチング**は，人の潜在能力を解き放ち最高の成果を上げさせるもの，教え
るのではなく自ら学ぶことを助けるものであるとされている。そのため，答
えは対象とする人の中にあることを念頭に置き，対象とする人が気づくこと
ができるよう問いかけることが重要である。

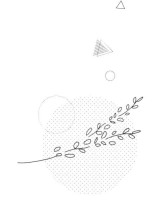

Discussion　**さあ，ディスカッション！**　　　　　　　ヒントはこちら→

以下について考えてみましょう。
1) リーダーの役割を担うＡさんのストレスを増大させる考え方にはどのようなも
のがあるか考えよう。
2) Ａさんに対し，どのように関わるとよいか考えよう。
3) リーダーの役割を始めたＡさんに対する自己肯定感を高める関わりを考えよ
う。

# 7-2　多忙な医師（研修医）の健康を守る

シナリオ

　Aさん（40歳）は，いくつかの医療機関に勤めてから現在の病院に着任しました。この病院は総合病院で複数の診療科から構成されていますが，AさんはZ科の医局長として患者の治療にあたっています。医局には，Aさんのほか，若手から中堅の医師数名と研修医が数名おり，医局を取りまとめる役割も求められます。さらに，Aさんは看護師をはじめとしたメディカルスタッフや事務職員たちからの訴えを受け付け，時には悩み相談に乗りながら，職場環境を整える役割も課されています。

　ある日，看護師Bさん（23歳）が，医師Cさん（42歳）からパワーハラスメントの被害を受けているとプリセプター（指導を行う先輩看護師）へ訴えました。その訴えは看護師長から看護部長Dさんへ報告され，組織的に扱うことになりました。具体的には，Cさんから「お前，そんなこともできねえのか」と凄まれ，カルテを投げつけるように渡されるなどといった言動です。このことは，看護部長DさんからAさんにも報告され，Aさんも適切な対処をすることが求められています。

　一方，前期研修医であるEさん（25歳）も，医師Cさんとの関係に悩みながら，「この診療科に自分は合っていない」「何もできていない」という認識を持っているようです。当初，研修医として意欲的であったEさんは，日に日に元気をなくし，今にもこの場を去ってしまいそうな印象さえあります。元気のない様子のEさんを看護部長Dさんも気にしていました。あるとき，Eさんが「研修をお休みしたい」と漏らしていることを耳にしたDさんは，Aさんに「E先生のフォローをしたほうがよい」と伝えますが，Aさんは，研修医Eさんとどのように関わるべきか，思案にくれてしまいます。

## （1）課題の整理

　このケースは，①医師・管理者としての役割，②職場の人間関係，③職場への適応というテーマに分けることができる。医師Aは，患者を治療する治療者，医局長として医局をマネジメントすることやメディカルスタッフからの訴えを受け止めて調整する管理職など，多くの役割を課されている。また，**パワーハラスメント**\*（パワハラ）は被害者のみならず，多くの同僚を混乱させ，職場の人間関係を悪化させる要因となることから，医師Cがパワハラの行為者として訴えられている状況では，看護師Bを守り，かつ客観的に行為

者や被害者，第三者から情報を収集し，適正に評価し，環境調整を図ることも求められる。一方，**研修医**＊Eの不調には，医師Cとの関係（職場の人間関係）のみならず，自身の能力やキャリアに対する疑念などが関係している可能性がある。以上のように，本ケースは，異なる専門職が連携して就業する環境で，専門職としての役割と管理職としての役割，専門職としての困難さ（例えば，研修医の苦悩）を理解するピアサポーターとしての役割など，多様な役割が課されているものといえる。

## （2）支援のポイント
### 1）感情労働者としての医師に対する支援

　医療従事者は，感情労働を課される代表的な職種である。感情労働は，「職業的に求められる感情状態を維持するため，自分自身の感情を抑えること，また，自分の感情とは異なる感情を表出することが求められる労働」と定義づけられる。

　医療従事者に関する感情労働は，これまで看護師をはじめとしたメディカルスタッフを中心に検討されてきたものの，医師にとっても同様に体験される労働である。近年，医療従事者の心理的支援の必要性が指摘され，その支援システムの構築も試行されている[1,2]。医療従事者の感情労働を検討する際，特に医師の治療者としての役割や働き方に注目する必要もある。例えば，「救える命を救うことができなかった」という経験は，専門職としての罪責感を喚起し，場合によっては，メンタルヘルス不調や自死を引き起こすこともある。初期研修医の場合では，1年目で25.2％が抑うつ状態を呈すること[3]，医師の場合，一般人口における頻度に比べて自殺は多く，これは諸外国でもほぼ同様であること[4]が指摘されている。これらの指摘をみても，研修医を含めた医師の支援体制を十分に構築することが急務である。一方，「医師は支援システムを利用するべきではない」などといった風潮は少なからず存在する。これは，医師の職業に対するイメージ（「誰かを頼ることは弱く，医師は強い存在である」など）[5]によるものとも考えられる。職種によらず，医師も，感情労働で傷ついた心理的側面をケアできる資源を有効に活用することが望まれる。また，医学教育の課程や研修医制度の枠組みでは，将来的なメンタルヘルス不調の予防を目指し，セルフケアに関する専門的・実践的教育を拡

充する必要もある。

## 2）職場の人間関係

　現代社会において，良質な医療を提供するうえで，多職種連携は必要不可欠
である。医師は多職種連携の中で中心的な役割を担う。専門性の相違による
指示系統（医師からメディカルスタッフへの指示）は明確に存在するが，職
種による上下関係は想定されていない。しかしながら，指示を出す／受ける
という関係が，あるとき，上司／部下のような関係に移行することや，パワ
ハラが発生する関係性に移行することもある。

　医師Cの言動が看護師Bを攻撃するものであり，パワハラと評価できるの
であれば，早急にその言動を是正することが求められる。ここでは，職場の
人間関係をより正確にアセスメントし客観的に評価する必要がある。これは，
管理職である医師Aにも求められる能力や姿勢であるが，管理職と，心理的
支援を担う第三者が協働することも望まれる。

　さて，医師Cのパワハラが事実であるなら，場合によっては医師Aから注
意喚起を促す必要もある。医師に限ったことではないが，職場の同僚に対し
て注意喚起することは困難を極める。歳の近い同僚に「注意すること」は医
師Aにとっても難しいことかもしれない。こうした状況では，心理的支援を
継続しながら，労働関連法規に明るい支援者（弁護士や社会保険労務士など）
と共に，職場の問題を適正に扱うことも求められる。

## 3）職場への適応

　研修医Eは，看護部長Dから見ても明らかな不調を呈しており，医師Aに
とっても何とかフォローをしたい状況といえる。研修医Eは，医師Cとの関
係の不和を訴えているが，ここでも慎重に事実関係を確認し，アセスメント
する必要がある。

　専門職指導のプロセスでは，ある種の「力強い関係性」が構築されることが
あり，こうしたプロセスは専門性を持ったプロフェッショナルを育成するう
えで生じやすい関係性である。いわば，「伝統的な徒弟制」と表現でき，こう
した関係性がパワハラを生じさせる原因となることがある。パワハラは，そ
の被害者を大きく傷つけ，行為者は，その行為をすぐに是正することが求め
られる。一方で，支援者として介入する場合，医師であれば医師の，メディ
カルスタッフであればそのメディカルスタッフたちの専門性や手続き，制度

や歴史を熟知する必要がある。したがって，医師Cの看護師Bに対する言動を，そのまま研修医Eとの関係性に当てはめることには慎重になる必要がある。支援者として，より客観的な立場から情報を収集し，その指導や関係に業務妥当性があるか否か，客観的に評価することが求められる。

　加えて，研修医の特徴[3]を踏まえると，自己効力感の低さや職業適性への疑念などがEの不調を築く一因になっているとも考えられる。このような状況では，キャリア支援を含む心理的支援も必要不可欠である。

### （3）支援実施中・後の予想・期待

　医療機関は，各種専門性を有するプロフェッショナルの集団であるが，場合によっては凝集性が高く，外からは観察しにくい集団となる。こうした集団の風通しの悪さが，メンタルヘルス不調やパワハラをはじめとした各種問題の温床になることも多い。ここに，例えば組織・心理アセスメントの知識や対人支援の技能を十分に兼ね備えた第三者が介入し，管理職と共に組織の健康度を高めることで，より風通しの良い組織となることが期待される。同時に，医師であるからこそ支援リソースが利用できない場合，より利用しやすいシステムを構築し提供することで，個人の健康度を高めることに寄与しうるだろう。

### （4）健康心理学の眼から

　医療機関において医師（管理者としての医師や心理的不調を抱える医師など）を対象に，各種予防や心理的支援を行うことは，健康心理学を学ぶ者の役割の1つである。本ケースの例でいえば，組織と個人を的確にアセスメントすることや必要なカウンセリング機会を提供すること，また，こうした支援が機能する環境づくり（システムづくり）を行うことが医師の健康を守るためには必要不可欠である。

---

 さあ，ディスカッション！　　　　ヒントはこちら→

以下について考えてみましょう。
1) 医師という専門性について，その優位性と困難さを考えよう。
2) 多職種連携における医師とメディカルスタッフの関係性を考えよう。
3) 医療機関における医師の支援（相談業務を含む）の実現可能性を考えよう。

# 7-3　教師が健康でいるために

　A先生（36歳男性）は，異動1年目の中学校の先生です。前任校は教育熱心な家庭の多い地域にありました。2年生の担任であるA先生は，土日も休まずに授業準備や部活動の指導を務め，保護者や生徒から信頼を得ていました。一方，現任校は教育熱心とはいえない地域にあり，授業中に私語をする生徒が少なからずおり，生徒同士のトラブルや校則違反などの問題行動が頻繁に起こっていました。A先生は，私語があると注意をし，問題行動があると厳しく叱責して対応しました。しかし問題行動は収まらず，生徒たちはA先生に反抗的な行動をとることが増えてきました。A先生はそれを誰にも相談せず，一人で解決しようと取り組みました。しかし事態は改善せず，生徒に反抗されると「自分は教師に向いていないのではないか？」「ダメな人間だ」などと考えることが増え，帰宅後も考え続け，落ち込むようになりました。朝には前日の疲れが残るようになり，仕事に行きたくない気持ちが出てきました。それでも土日は顧問として部活動の練習に参加し続け，授業準備に取り組んでいました。着任3か月後，クラスの生徒Bさんが生徒Cさんに暴言を吐き，Cさんが学校に来られなくなりました。A先生がCさんの保護者に電話をすると，Bさんからいじめを受けているので，Bさんを処分してほしいと言います。このようなトラブルを一人で乗り切るのが優秀な教員だとA先生は考えていましたが，精神的につらくなり，心理師へ相談しました。

## （1）課題の整理

　まず，本事例では，**一次予防**[*]の取り組みが行われていないことが指摘できる。教師の仕事は感情労働であり，生徒・保護者・同僚といった多くの人との対人関係を良好に保つことが求められ，長時間労働が常態化していることなどから，精神的健康を崩すリスクが大きい。そのため，教師が健康でいるためには，一次予防の取り組みが重要だと考えられる。

　次に，本事例における課題は，大きく環境面と個人面に分けられる。環境面の課題として，環境が大きく変わる異動直後というハイリスクな状態にあること，周囲からのサポートが得られていないことがあげられる。本来ならば，管理職によるラインケアが求められるが本事例では機能していないこともあげられる。個人面の課題としては，職場での援助要請ができていないこ

と，セルフケアが十分にできていないこと，問題行動をとる生徒への関わり
方が注意や叱責のみであることがあげられる。

## （2）支援のポイント

### I）管理職等への現状の報告，周囲からのサポート，環境調整

　まず，調子が悪いこと，生徒・保護者対応で困っていることを，学年主任や，
校長，教頭などに報告したい。相談せず，一人での対応を継続すると，休職
が必要な状態になる可能性が十分にある。次に，保護者対応，特に保護者と
の面談では，学年主任を交えるなど複数で対応することとしたい。生徒によ
る問題行動への指導も，学年主任や生徒指導担当教員と相談のうえ，協力し
て行いたい。加えて，管理職と相談のうえ，部活動の指導日を減らすなどし
てA先生の業務を軽減したい。

### 2）認知行動モデルに基づくケースフォーミュレーション

　A先生への具体的な支援方法を決める際には，現在A先生が抱えている問
題について，認知行動モデルに基づく**ケースフォーミュレーション**を行いた
い[1,2]。このモデルでは，対象者が抱える問題を，対象者の体験をもとに，①
環境と個人の相互作用，②個人の内的な相互作用から理解する（図1-16）。①
では，どのような環境からの刺激によって対象者がどのように反応するかを
捉える。②では，内的な相互作用を，**認知（自動思考）**，気分・感情，身体的
反応，行動に分けて捉える。自動思考とは，対象者が意図して考えようとし
ていないのに心に浮かぶ思考である。図1-16では，生徒を注意したら「う
ざい」と言われたという具体的な出来事に対して，「自分は教師に向いていな
いのではないか？」「ダメな人間だ」といった自動思考が生じ，「落ち込み」
といった気分・感情が生じ，「誰にも相談しない」「一人で取り組む」という
行動がとられ，「疲れ」という身体的反応が生じ，それらが相互に影響し合っ
て，悪循環が生じていることが示されている。浮かんだネガティブな認知を
反芻することで，悪循環が継続している。なお，以上は，生徒に反抗された
ときのアセスメントだが，ケースフォーミュレーションでは，対象者が抱え
る様々な問題について，特定の出来事や状況を取り上げて，このモデルをも
とに整理し，対象者が抱える問題の全体像を把握する。

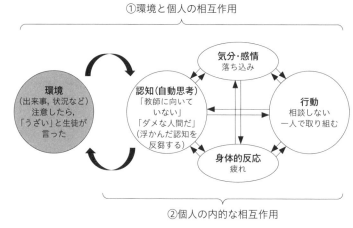

①環境と個人の相互作用

②個人の内的な相互作用

**図 1-16　認知行動モデルによるアセスメント例**[1]をもとに作成

## 3）ケースフォーミュレーションを踏まえた目標設定と技法の導入

　ケースフォーミュレーションの結果を踏まえて，取り組む「目標」とその目標を達成するための「技法」を決める。目標は，認知に関する目標と行動に関する目標に分けることができる。認知に関する目標としては，「ダメな人間だ」などの自動思考が浮かんだときに「その考えが事実なのか，推測なのかを区別し，その考えから一歩距離を置く」ことが考えられる。そのための技法として，**認知再構成法**[1]や**マインドフルネス瞑想**があげられる。行動に関する目標としては，一人で対処し，考え続けるのではなく，他者に相談したり，サポートを求めたりすることなどが考えられる。そのための技法として，問題解決法[1]などがあげられる。さらに，落ち込み気分が緩和したら，再発予防のために，マインドフルネス瞑想などのセルフケアを習慣化することが考えられる。

## （3）支援実施中・後の予想・期待

　ソーシャルサポートが得られ，適切な環境調整が行われることで，休職を避けられる可能性がある。さらに，認知行動モデルをもとに自分の心身の状態とその悪化のメカニズムが理解でき，思考から距離をとれるようになってくると，「ダメな人間だ」などの考えが浮かんでも，それを考え続けることが

減り，落ち込み気分が持続しなくなることが期待される。さらに，援助要請ができるようになり，セルフケアのスキルが向上すると，このような状況に陥りにくくなると考えられる。

### （4）健康心理学の眼から

　認知行動モデルに基づくケースフォーミュレーションや，それをもとにした介入を行う際には，協同的経験主義[2]をベースにすることが重要である。協同的経験主義とは，心理師と対象者が協同して，現実生活で対象者に生じた思考やその結果などを，クライエントの体験に対する観察や実験によって得られたデータを通して検証することである。心理師が一方的に見立てを伝えたり，介入方法を指示したりすることは適切ではない。

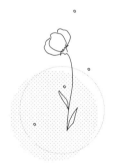

Discussion　**さあ，ディスカッション！**　ヒントはこちら→

以下について考えてみましょう。
1）A先生のような異動1年目の教師の精神的不調を防ぐために，学校の管理職はどのようなことができるだろうか。
2）問題行動への対応をきっかけに教師が精神的不調に陥ることがある。問題行動への対応に際して，学校としてどのようなことを決めておくのがよいだろうか。
3）A先生は，生徒が問題行動をすると，生徒を注意する，叱責するという対応に終始している。注意，叱責をせずに，問題行動を変容するための方法として，どのような方法が有効だと考えられるか。

# 7-4　消防士が心のダメージから回復するには

　Aさん（56歳男性）は，19歳から消防士として多くの火災や緊急現場に携わり，周りの消防士から信頼されています。近年，台風や豪雨の影響で多くの災害が発生したことから，たびたび過酷な任務に従事してきました。ストレスやトラウマに関する研修では，心の重荷を一人で抱え込まないようにという指導を受けています。

　台風による大災害の折には，土石流と共に流されてきた巨大な金属柱が体を貫通して悲惨な状態の女性の救助を任されました。頑丈な金属柱で，その切断にはかなりの手間がかかりました。救急病院へすぐに運ばれましたが，残念なことに亡くなられたとの連絡を受けました。その女性の配偶者からは，「とても悔しくて仕方がないが，全力を尽くしてくださりありがとうございます」と言われました。しかし，号泣していた子どもの姿がなかなか頭から離れません。Aさん本人としても最善を尽くしはしたのですが，命を助けられなかったことが残念で，もっと何かできたのではという自責の念に苛まれました。それから1年ぐらいは，そのときの現場の映像が突如思い出されたり，不安に襲われて冷や汗がにじんだりすることがありました。

　その後も災害は止まず，豪雨による2回の災害救助を経験しましたが，その頃から朝早く目が覚めて，疲労しきった感じがして体に力が入らない，ということが時々起きるようになりました。上司の勧めで病院へ行きましたが，内科の先生からは，身体上の異常はみられない，心理的な介入が有効かもしれないとのことでした。Aさんは，消防士として誇りを持って毎日の勤務を遂行する一方で，近年の度重なる大災害での任務や被災者の過酷な状態に心の傷を抱え，無力感を覚えている様子です。

## （1）課題の整理

　本事例は，度重なる大規模な災害の第一線で活動して過酷な任務に従事し，救助を求める人の命を助けられなかった経験をした消防士の心の負担に焦点を当てたものである。心にダメージを受けながらも，消防士としての役割の自覚と誇りを持って，日々の仕事にあたっている。このような状態にある消防士が心の健康を回復させていくために可能な支援としてできることを，時期や場合に分けて考えていくことが勧められる。

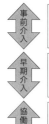

**事前介入**（事前研修の形で提供される予防的な健康教育）
第一線で活躍する人のストレス反応からの回復に有用な，バランスのとれた認知，セルフケアの方法，事実の受け止め方，連携の活用

**早期介入**（コーピングスタイルに適合する心のダメージの回復策）
・外向型─外側の事象に注目（例，認知行動療法）
・内向型─自己の責任に注目（例，マインドフルネス療法）

**協働介入**（中程度以上の重篤な症状や特に困難な状況で他職種と連携）自殺念慮への危機介入，身体疾患・精神疾患の治療，社会・経済的弱者になる可能性のある人への配慮

**図 1-17　Aさんの生活に健康心理学を活かす 3 つの介入**

## （2）支援のポイント

　予防心理学の観点で心の健康をみていく健康心理学のスタンスからは，Aさんには，コーピング概念を基本とした事前介入，早期介入，協働介入の 3 種類の介入の可能性が考えられる（図 1-17）。特に早期介入は日々の生活に取り入れることができる介入である。

### 1）心の健康を考慮した心理・社会的事前介入

　大災害に伴うストレスに対する心理学的な予防措置の観点からは，健康心理の事前介入を大切にする必要がある。例えば，近年実施されている**ストレスファーストエイド**[1]は，緊急事態の第一線に参加する人たち（例えば，消防士，自衛隊，医師，看護師等）を対象に，ストレスに対してセルフケアやピアサポートの大切さを促す事前指導を実践している。Aさんの職場でも，こうした試みは参考になるだろう。

### 2）個々のコーピングスタイル[2]に適合するエビデンスのある早期介入

　大災害を経験すると，多くの人が直後にショック状態を呈する。情緒的・身体的な麻痺や非現実的な感覚，落ち込み，外傷（トラウマ）の再体験，出来事を思い出させる人や場所などの回避，交感神経の活発化による肩こり・頭痛・睡眠障害等がみられる。ほとんどの場合は，心理・社会的コーピングによって症状の回復が期待できる。だがAさんのように，毎日の仕事や学習は継続できても，心の傷を持ち，つらい思いを抱えながら活動している人も多い。健康心理の専門家は，この状態にある人たちに寄り添って心のダメージを癒し，他の専門家との連携の必要性を査定する力を養っておくことが求

められる。

　ダメージを癒す働きかけ方の１つとして，例えば，外向型**コーピングスタイル**★の個人には認知行動療法，内向型コーピングスタイルの個人にはマインドフルネス療法を適用する方法が考えられる。外向型スタイルの個人は，問題は外側の事象にあると帰属する傾向がある。現に起きている事象に対して，自己の認知や行動がうまく機能していないことに気づいて，修正していくことができれば感情も変えられる。今抱えている問題を解決しようと試みる認知行動療法が向くタイプといえる。一般に大きなストレスがあれば，悲観的になるなど自動思考のバランスが崩れ，認知の歪みが発生することが多い。その歪みに対して，機能的認知を練習して考え方を変え，状況や他者の振る舞いをありのままに捉えることができるようになれば，前向きな行動を取り戻していける。実際に，こうした行動変容による効果を認めるエビデンスがある。

　一方，今回の事例は内向型コーピングスタイルをうかがわせる。問題に対して自己責任を強く感じ，自分を責める形に帰属しやすい場合には，別の方法が考えられる。大きなストレスによって思考の歪みが起きても，あえて操作はしない。意識を常に息や身体などの中心対象に集中することで，雑念や煩悩にとらわれてしまう移ろいやすい心を解放する。こうして，事実をあるがままに受け入れる心を持つことをトレーニングする。思考は思考にすぎず，感情は感情にすぎず，決して事実ではないと考える。単なる心の出来事なのだからと，ありのままに受け止めることに徹し，評価をせずにいる練習をする。こうして，今の瞬間をあるがままに受け止めることを目指す。ヨガや太極拳のような療法でも，自身の心の洞察が増加することから，その効果を認めるエビデンスがある。

### 3）特定の症状がみられたときに行う，他の専門家との協働介入

　もしＡさんに以下のような症状がみられた場合は，他の専門家との連携と協働が奨励される；自殺念慮・希死念慮，身体疾患，精神疾患（抑うつ，不安，PTSD，飲酒薬物使用障害等）。また経過を見守る中で仕事や人間関係にさらなる問題が生じてきた場合にも，他の専門家との協働が効果を持つ場合があるので考慮したい。

## （3）支援実施中・後の予想・期待

　健康心理学では，事前介入・早期介入・協働介入を通して，実生活に応用できる営みを，様々な形で用意できる利点がある。Aさんにおいても，ストレスや疾病の予防知識や根拠のある新たな介入が心の健康を回復し，その保持や増進に役立っていくことが期待される。

## （4）健康心理学の眼から

　上記にあげた介入は，心のダメージが，PTSDや抑うつ，自殺念慮，飲酒薬物依存，バーンアウト等に発展することを抑制できる利点がある。

　ただし人が100人いたら，100人ともストレスに対する認識が違うと理解することは，健康心理学の重要な見方といえる。一般に被災時の大きなストレスによる心への影響は，災害の種類（地震や津波のような自然災害，テロリズム，交通事故のような人為災害等）や深刻さによって異なる。個人の身体疾患，精神病理，幼少期の虐待，年齢や障害の有無によっても異なる。なお災害では，特に社会・経済的弱者になる可能性のある人，すなわち子ども，老人，障害者，親族や友人との死別・財産や家屋の喪失等があった人などの問題に関しては，他職種との連携が望まれる。

> ⬡Discussion　**さあ，ディスカッション！**　　　ヒントはこちら→
>
> 以下について考えてみましょう。
> 1) Aさんにまず求められる介入は，事前介入・早期介入・協働介入のどれか？　その理由は？
> 2) Aさんのコーピングスタイルは，外向型か内向型か。その根拠と適切な介入は？　個人が，外向型と内向型の双方のコーピングスタイルを持つ場合があるが，その場合はどのように介入したらよいか？
> 3) Aさんにどのような症状が現れたら，他の専門家との連携が必要か？

# 7-5　介護専門職者が健康でいる心得とは

　Aさんは介護老人福祉施設に勤務して3年目の介護福祉士です。施設理念に共感し入職してきました。毎日，笑顔で感じ良く仕事に従事しているので，利用者の人気者です。

　Aさんは利用者のBさんに肩入れしすぎるところがあります。Aさんを孫のようにかわいがっているBさんは，Aさんがいないと寂しそうにしています。そのことを知ったAさんは，休日にもBさんの様子を見に来るようになりました。Aさんにケアをされるとベさんの心身が安定するので，他の職員にとってもありがたく，職場全体でAさんの休日の施設への顔出しを黙認しています。

　一方で，Aさんには少し頑固なところもあり，利用者Cさんの息子さんへの対応では同僚との間に溝ができています。Cさんの息子さんは面会時に自分の衣服をCさんの洗濯物と混ぜて出していきます。このようなことは本来ならお断りしなければなりませんが，そのことを指摘すると息子さんは激高するので，だいたいの職員は黙認しています。しかし，AさんはCさんだけ許すのは不公平だと憤慨しており，黙認した職員を見つけた場合は厳しく注意をします。

　また，Aさんも利用者Dさんのことでは悩んでいるようです。Dさんは介護中に頻繁にボディタッチをしてきますが，それを拒むと暴言を吐かれます。Dさんが認知症で致し方ない面もあることから，職員はお互いにDさんの愚痴を言い合い慰め合っていますが，Aさんが愚痴を言っているところは見たことがありません。Aさんが気にしていないわけではなく，ケアの最中にはこわばった表情でいます。Aさんに「嫌だよね」と話しかけてみても，「そんなことありません」となかなか心の内を話しません。

## （１）課題の整理

　Aさんは，このままの調子で仕事を続けると，**バーンアウト**$^\star$する可能性がある。また，志が高く良いケアを目指しているが，やや独りよがりに進めており，周囲との間に溝が生じている可能性がある。

　一方で，Cさんの息子さんやDさんの介護時には恐れやイライラ等の陰性感情が生じ，それを防衛している可能性がある。Cさんのエピソードは，**介護サービス**$^\star$の枠組みでは「利用者Cさんの息子の洗濯物を断ること」が適切な対応ではある。しかし，Aさんは他の職員が不適切な対応をしていると決

めつけ，言い分も聞かず，正論を押し付けている。よって，Aさんと他の職員との関係性も悪化する可能性がある。

　Aさんは，利用者Bさんから絶大なる信頼を受け，感謝される介護ができているという自負を持っており，ますます周囲のアドバイスにも耳を貸さない状態になっている可能性がある。

## （2）支援のポイント

### 1）バーンアウトを予防するメンタルヘルス体系の構築

　介護専門職者にとって「ひたむきさ」や「他人と深く関わろうとする姿勢」は重要な特性であるが，これらがバーンアウトの原因となっている[1]。また，経験が浅い者ほど，バーンアウトのリスクは高いとされている。さらに，いつも笑顔でさわやかに利用者と応対することを求められ，疲れや陰性感情に気づきにくくなっている可能性もある。介護専門職者の仕事への動機づけは，理想通りのケアができ，利用者から感謝されることが支えとなっている。それゆえに現実とかけ離れた理想に固執している可能性もある。

### 2）セルフケアの促進

　①**オーバーワークのコントロール**：Aさんが意図的に仕事と離れられる時間を作るなど，仕事と私生活，利用者との関係を見直せるようなケアが必要である。無自覚にオーバーワークとなっていることも多いため，ワークシートなどで生活の中に占める勤務時間や仕事（利用者）のことを考えている配分を見える化する等，自身の心身の危機を実感してもらう必要がある。そのうえで，AさんなりのONとOFFの切り替え方やリラクセーション，ストレス対処法のバラエティや柔軟性について共に検討していく。

　②**陰性感情への対処**：利用者からのセクシャルハラスメント行為や暴言に陰性感情を持つことが介護専門職者にとっては大きなストレスとなる。利用者や同僚との間に生じた陰性感情を過度に抑制してしまうことは，精神的健康を脅かすが，陰性感情を同僚等に打ち明けることもバーンアウトを促進してしまう[2]ときがある。ゆえに，仕事上生じた陰性感情の取り扱い方が重要である。すなわち，自身の受け入れがたい感情であっても抑圧せず，あるがままに受け止め，否定せず，受容し，自ら癒すことが必要である。例えばマインドフルネスやセルフコンパッションの活用が有効である。

### 3）職場内コミュニケーションの見直し

　Aさんのように，自分では正しいことをしているつもりでも，周囲から孤立してしまうこともある。ゆえに，健康づくりは職場全体で取り組む必要がある。バーンアウト予防では，周囲の理解も必要であることから，バーンアウトについての知識や予防方法を教授する健康教育を設定することが有効である。また，介護専門職者の職場でのコミュニケーションは，利用者に対して望ましいものが職員間でも採用される場合が多い[3]。人事異動や転職などで，高齢者や障害者の介護に従事していた者が一緒に仕事をするような状況があると，コミュニケーション方法の違いから，職員間で行き違いが生じることもある。ゆえに，アサーショントレーニング等の機会を設定することが有効である。

### 4）互いに支え合い，高め合うチームづくり

　Aさんは，CさんとDさんへのケアには手ごたえが得られず，焦りがみられる。また，要領よく仕事をしている同僚を目の当たりにし，葛藤を抱えている可能性もある。介護専門職の仕事は達成感が得られにくく，利用者からの感謝に支えられている側面もあり，周囲の職員もAさんと同じような状態になる可能性もある。そこで，職員が悩みを吐き出し，各々の得意や強みを活かす場を設定し，自己効力感を高め，サポートを授受できる職場にしてい

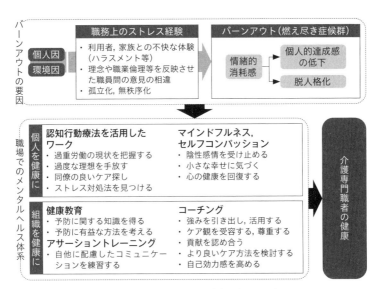

図 1-18　介護専門職者の健康を支える要素

くことが求められる。例えばコーチングをベースにした事例検討会や職員研
修を設定することが有効である。

## （3）支援実施中・後の予想・期待

　介護専門職者の特性がバーンアウトの原因となっていることを自覚できる
ようになることが必要である。一方で，それらが良いケアを実践するうえで
の強みとなることも自覚できることが大切である。

　職場では個人のケアと並行して集団での健康教育を進める。健康づくりと
して取り組んだ良好事例を発表する機会やそれらを評価する機会を設定する
ことも有効である。このときに持ち回りで役割を設定し，参加する職員が貢
献感を得られるようにする。これらを主体的に進められるように，健康づく
りのリーダーを育成していくことも有益である。

## （4）健康心理学の眼から

　介護専門職の高い使命感と理想を原動力に変えるために，自分が大切にし
ているケア観を表出する場を設定することが必要である。介護の仕事は大変
さばかりが注目されているが，仕事上，得るものも多く，やりがいのある仕
事でもある。よって普段は人に伝えないような嬉しかった出来事を職場全体
で共有することを習慣化し，仕事のポジティブな側面に着目できるようにな
ることも有益である。一方で「高すぎる理想」は個人の不適応に関連するだ
けでなく，同調圧力ともなりうる。そのようなことを防ぐために，専門家を
交えて定期的にフォローすることも有益である。

　このような積み重ねにより，熱意と冷静さのバランスがとれるよう，支援
することが必要である。

Discussion　さあ，ディスカッション！　　ヒントはこちら→

以下について考えてみましょう。
1) Aさんのバーンアウトのリスクはどのくらいか。Aさんのバーンアウトのリス
　ク要因をあげ，検討してみよう。
2) 介護専門職者としてのAさんの強みは何か。
3) Aさんの職場構成員の特徴（資格の有無，経験等）を活かして，どのような組
　織コミュニケーションの場が設定できるか。

# 7-6　外国人ケアワーカーとの協働文化を創るには

Aさん（48歳女性，日本人）は，高齢者介護施設で介護福祉士として20年働くベテランです。3か月前から，経済連携協定（EPA）制度を通じてインドネシア人ケアワーカーの20代女性3名が施設で働き始めました。Aさんはこれまで何人もの新人教育を担当した経験から，施設長からインドネシア人Bさんの教育を任されました。AさんはBさんの新人教育には自信がありました。なぜなら，EPAの制度を利用する外国人は母国でのケア知識があり，現場の経験も積んでいると聞いていたので，日本人で経験のない新人よりも指導に手間がかからないだろうと予想していたからです。

日々，Aさんは日本人の新人と同様にBさんへの指導を行いました。しかし，高齢者の入浴介助を依頼しても，Bさんから「どうやったらいいかわかりません」と言われたり，休憩時間以外に「お祈りの時間です」と言われたりするので，AさんにはBさんの行動が理解できません。また，昼食時間にはBさんは他のインドネシア人と母国語で話すことが多く，日本人スタッフと交流を持とうとしてくれません。職場環境に慣れてもらえるよう，Aさんは仕事が終わってからBさんを食事に誘ってみましたが，Bさんは誘いに応じてくれませんでした。さらに，人手不足の厳しい状況にもかかわらず，Bさんから「母国の家族に会いたい。規則の10日間休みが欲しいです」と突然の申し出がありました。これまでAさんは，Bさんの母国でのケア経験を尊重して丁寧に関わってきました。しかし，日本人の新人教育と同様に接しても教育はうまく進まず，Bさんは職場環境や日本人スタッフとも馴染んでいません。Aさんは，「このままでは高齢者へも不安を与えてしまう」と悩んでいます。

## （1）課題の整理

今回の事例は，EPA制度を通じて来日した外国人ケアワーカーと一緒に働く現場で文化的トラブルが発生した事例である。Bさんを母国のケア現場で働く経験を持つ外国人であるとAさんが認識していることにより，「ケアは一人でできるだろう」と期待をかけていることがうかがえる。また，職場慣習などケアの文化的差異への配慮が欠けてしまったことから，Bさんは日本の職場環境や日本人スタッフに馴染めず，職場での日本人との協働が困難になったと考えられる。日本人とは異なるBさんの宗教や生活習慣，コミュニ

ケーションスタイルが，日本人スタッフと外国人の双方に誤解を生じてしまい混乱を招いた可能性がある。

## （2）支援のポイント

### 1）同じアジア圏であり母国のケアの知識や経験を有していても，日本と外国には文化差がありケアは同様ではない

　食事，清潔（シャワー，入浴），更衣，排泄といったケアは，その国の文化的背景の影響を受けている。EPA制度で来日する外国人ケアワーカーは，母国でのケア経験を有するが，短期間でそれらを日本の職場で活かすことは難しい。例えば，インドネシアではシャワーが主の清潔援助であるが，日本では入浴を伴うケアが求められる。日本人と同様の新人教育ではなく，まずは日本人高齢者のニーズがどういったものかを説明し，日本的なケアの方法を丁寧に時間をかけて指導していくことが必要である。

### 2）外国人ケアワーカーには日本の職場慣習や文化の理解を促し，日本人は外国人の文化的背景の理解を深めていく

　日本人と外国人では，職場での振る舞いが異なる。例えば，外国人にとって休暇取得の希望は正当な主張であり，日本の職場慣習に基づく休暇取得の手続きの理解は難しくなる。このような些細なトラブルはお互いの不信感につながる可能性がある。休暇をとるタイミングはいつが良いのか，どのように手続きをするのかを説明することで，外国人が日本の職場慣習への理解を深めることができ，職場に慣れることができる。食事への誘いなどは日本人にとって好意であり交流を深める手段の１つではあるが，外国人にとっては「仕事後に食事に行く」という行動の意図が理解できない場合もある。外国人の宗教や習慣によっては，１日に数回の礼拝が義務づけられ，食事にも制限がある。こうした外国人の文化的背景を理解し関わっていくことで，双方の文化的誤解の発生を回避できると考えられる。

### 3）外国人ケアワーカーの異文化適応のプロセスを理解して関わる

　外国人が日本で職業人として成長していくためには，心理的適応，社会文化的適応，自己実現的適応の３つから構成される「異文化適応」を滑らかに進んでいくことが重要である（図1-19）。これは，外国人ケアワーカーだけではなく，日本人が外国人と協働する際にも不可欠なプロセスとなる[1]。日

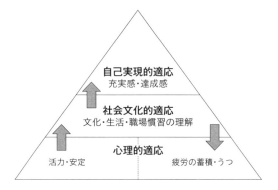

**図 1-19　外国人ケアワーカーの異文化適応の 3 層モデル**[2 をもとに作成]

本で働く外国人にとって重要なのは社会文化的適応であり，日本での日常生活，仕事に関する文化の理解，日本人との交流関係の構築や職場への適応といった要素が含まれる。また，日本人や母国人との交流も要素として含まれる。Bさんが職場で母国語を話すことは，母国人との絆を確認し安心感を保つことを可能にし，就労意欲にもつながっていく。また日本人との積極的な交流は，外国人の文化的背景の理解を促し，双方が働きやすい職場環境づくりに貢献する。

## （3）支援実施中・後の予想・期待

　日本人は，外国人が職業人として働くために必要な異文化適応のプロセスを理解することで，外国人の就労に向けて必要な要素を取り込んだ新人教育が実施できる。外国人は，文化的・宗教的配慮がある環境のもとで安心して働くことができ，ケアの実践力の向上が期待できる。そうしたお互いの配慮や関わりがケア現場の文化的なトラブルの発生を回避してストレスを軽減し，良好な関係性の構築につながっていく。

## （4）健康心理学の眼から

　EPA制度を通じて来日した外国人ケアワーカーは，母国での看護教育を受け，ケア現場での経験を有するため，日本の職場では特に即戦力としての期待を受けやすい。しかしながらケアは文化的要素を多く含み，たとえ日本語

を習得していても簡単に実践できるものではない。さらに外国人といって一括りにするのではなく，それぞれの文化的背景（言語，食事，宗教，コミュニケーションスタイル）を理解し，丁寧に時間をかけて根気よく関わっていく必要がある。外国人が異文化適応プロセスをうまく進めていくことで，ネガティブな心理状態を回避し，職業人としての成長を目標にすることができる。外国人ケアワーカーと協働できる職場文化を構築するには，彼らへのサポートを重要視し，互いに理解を深め合うことが求められる。それがケアを受ける高齢者にとっても，必要なケアを受けることにつながる。

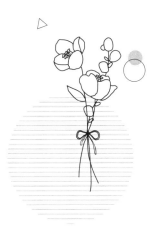

 **さあ，ディスカッション！**　　　ヒントはこちら→

以下について考えてみましょう。
1）異文化適応のプロセスでは，Ｂさんはどの適応段階にいるのか。
2）「10日間休みが欲しい」といったＢさんに，どのような対応をするのが適切なのか。
3）Ｂさんの教育には，どのような文化的配慮が求められるか。

# 7-7　医療者の医療安全のためにできること

新人看護師のAさん（23歳）は，看護系大学を卒業後，X大学病院に新人看護師として勤務し1年が経過しました。Aさんは，性格はまじめで，何でも自分で背負いこんでしまい，他者に依頼し協力を求めることが苦手なタイプです。

勤務2年目になると，看護業務にも少しずつ慣れてきて，同僚や先輩看護師と看護実践ができるようになってきました。しかし，後輩の新人看護師が入職してきたため，その指導にも携わるようになりました。次第に一人で行う業務も増え，薬剤投与など患者の生命に関わる責任の重い看護を任されるようになりました。これまでは，先輩看護師からの手厚い支援の中で自信をつけてきました。しかし，新しい業務が加わり仕事量が増えてくると，責任感が強いだけに，無理をして業務をやり遂げようと周りに頼らず頑張り続け，疲れが溜まっていきました。Aさんは，休日の後でも体調が良くないことは自覚していましたが，自分の問題だからと周囲に相談することなく，もっと集中せねばと努力しました。

ある日，病棟には緊急入院が重なり，スタッフはナースコールの応対や注射薬の準備などの対応に追われていました。定時の薬剤を準備し確認していたAさんの担当患者からもナースコールが鳴り，その対応を優先して作業をいったん中断しました。しかしその後，うっかり投薬を忘れてしまったのです。定時の投与ができなかったことから，予定されていた検査は中止になりました。自分のせいで，患者さんに負担をかけてしまったのです。「どうして自分はもっと優先順位を判断して業務をこなせないのか」と反省しきりで自分を責め，気分は落ち込み，食欲もなく，夜も熟睡できません。翌日から，遅刻や欠勤がみられるようになりました。

## （1）課題の整理

今回の事例は，勤務も2年目となり仕事に慣れてきた看護師が，業務量の増加に加えて，時間切迫と多重課題の状況の中で，優先順位の判断を誤ったこと，先輩看護師に支援を依頼するタイミングを失ってしまったことが，インシデントにつながった。Aさんは，自分の業務の進め方や判断などを内省するが，自問自答の繰り返しから抜け出せず，気分は沈む一方で身体症状も生じてきた。このまま放置すると，食が進まないことから身体がエネルギー

不足になり，睡眠不足からいっそう認知的判断に支障をきたし，看護業務の円滑な遂行が危うくなって次のインシデントの危険性が高まる。そのうえＡさんは他者への相談や依頼を苦手としているため，心身が不調になってもその表出を避けてしまう。こうなると，深刻な事態に陥るまで，同僚や看護師長が気づくことが難しくなり，適切な支援が遅れてしまう可能性がある。

### (2) 支援のポイント

#### 1) 自己の客観視と行動化に向けたセルフマネジメントを促す

　今回の事例では，時間切迫と多重課題の状況下にあっても，性格特性から自己完結を目指す傾向を修正できず，他者への依頼のタイミングを失っている。失敗から自己嫌悪に陥り，自己否定から抜け出せない。医療現場では突発的な出来事がしばしば起きるうえ，判断に迷う場面に遭遇することもめずらしくない。今回は，こうした場面での対応経験が少ないために起きたインシデントともいえる。今回のような過度の気分の落ち込みを防ぐには，混乱しがちな状況の中でも物事を落ち着いて捉える方法や，気分の負のスパイラルから抜け出す方法を知っておきたい。突発的な出来事に備える「Stop, Relax & Think」と，メンタルヘルス問題を予防するための「If-Then Plans」の活用[1,2]が考えられる。

#### 2)「Stop, Relax & Think」：動揺を鎮め，適切な行動をとるために

　医療従事者が，時間切迫のもとで多重課題に遭遇してしまった場合は，まず自分の混乱する思考を「ストップ」させ，次に自分でできる「リラックス」を行い，その後に，「スィンク」すなわち現実的な解決方法を考えるというプロセスを試してみたい。

　何かが起こったら，

①ストップ：考えをいったん止める→「ストップ」と自分に言う。
②リラックス：短時間でできるリラクセーション→深呼吸を1回する。
③スィンク：現実的な解決方法を考えて実践する→同僚や先輩と，対処方法や役割分担を決める。

#### 3)「If-Then Plans」：メンタルヘルスを良い状態に保つために

　前もって「きっかけ」と「行動」の組み合わせを決めておくことで，必要な行動を習慣化させていく方法である。例えば，予想されるストレス状況

（If）に対して，すぐできるストレス対処法（Then）を考えておく。必要になったらその方法を繰り出すことで，いったん落ち着ける。If-Thenの組み合わせは，支援者との面談の中でいろいろ候補をあげて検討し，一緒に決めるのがよいだろう。Aさんには，以下を勧めてみたい。

　①If（場所，時間帯，状況）：遭遇することが予期される状況的な手がかり→「起こってしまったインシデントの負の感情の反芻時」とする。
　②Then（短時間でできるストレス対処法）：実践する行動→「大きく背伸びをする」ことを実行する。

　Aさんは自責の念にかられ，負の感情の反芻（はんすう）から抜け出せない。自動思考を止め，メンタルヘルスを改善していく介入が助けになるだろう。

### 4）依頼や相談がしやすいチームづくりへ

　安全の確保と事故への不安は，看護師側にとって心理的負担となっており，新人看護師では，これは早期離職の要因の1つであるとも報告されている[3]。背景には看護実践能力への不安のみならず，職場で仕事の悩みや問題を気軽に話し合えないといった相談のしにくさがあるという[4]。ストレスを抱えつつも相談を躊躇（ちゅうちょ）する未熟な看護師が所属するチームが，それでも確実な医療提供を実現するにはどうしたらよいのか。独り立ち前の看護師をカバーするだけの，チームの協働体制がその鍵となる。そこで，新人や若手の看護師が指示を受けて実行に移す際に必要なソーシャルスキル，すなわち「指示の出し受けスキル」[5]の学習を勧めたい。新人側は支援の要請の仕方や，上手な質問で情報を引き出す要領などを学ぶ。指導側も，指示の出し方や効果的なサポートの仕方を学ぶ。

## （3）支援実施中・後の予想・期待

　未熟な看護師も「Stop, Relax & Think」を使えばより落ち着くことができ，指示の出し受けスキルを使えば支援の要請がしやすくなり，周囲はより効果的にカバーできる。指示の出し受けスキルを使いこなす医療チームは，依頼や相談がしやすいチームでもある。安全文化の育成に必要なのは，まさにそうした職場なのである。

　健康心理学を学んだ病院の医療安全教育担当者や看護管理者，看護基礎教育にあたる者にとって，「Stop, Relax & Think」「If-Then Plans」の導入

や，「指示の出し受けスキル」の学習を考えてみることの意義は大きい。医療の現場で未熟な看護師が時間切迫や多重課題に遭遇しても，一人で問題を抱え込んでしまったり，必要な支援を得られずに不安全行動に陥ってしまったりする危険は極力回避したい。インシデントを起こした場合でも，メンタルヘルスを保持して対応にあたってほしい。新人や若手の看護師のみならず，すべての医療従事者の精神的健康の維持のために，組織全体に健康心理学の知恵を浸透させていきたい。

### （4）健康心理学の眼から

　医療従事者は誰もインシデントを起こしたくはない。だが複雑性が増す医療現場においてそのような事態に出会ってしまうと，その衝撃の大きさから，自分では解決できないメンタルヘルスの問題を抱えてしまうことがある。立ち直れないのは精神的に弱いからと個人を責めるだけでは，問題を深刻化させる可能性がある。医療現場でのメンタルヘルス支援は心の回復を支援する事後対応だけでなく，深刻な状況に陥る前に，予防策を講じてセルフマネジメント能力を高めることも大事な支援である。特に管理者や指導的立場の者は，自身が率先してセルフマネジメントの力を磨き，メンバーの充実した心理状態の先駆けとなりたい。

---

Discussion **さあ，ディスカッション！**　　　　ヒントはこちら →

以下について考えてみましょう。
1) Aさんが相談者として来訪した場合，今回の介入には，どのようなものが考えられるか。
2) Aさんのように，初年度に限らず，新しい業務が増える中で職場適応を進めるためには，どのような対応策が考えられるだろうか。
3) あなたの「Stop, Relax & Think」や「If-Then Plans」は，どのようなものが考えられるか。

**Column B-5** 病院　医療で活躍する心理職に必要な条件

　私は前職で医療系の学生に心理学を教え，さらに多職種連携教育に携わっていました。その経験から，「心理学を専門とする者が医療という場で『生き残る』ために必要なものは何か」を考えたところ，少なくとも以下の3点は「生き残るための必要条件」なのではないかと考えました。

　1点目は「人体に関する基本的な知識（解剖・生理）や薬物治療に関する知識（薬理学など）」です。疾患や問題行動の背後にある生物的要因や治療で用いられる薬物に関する知識は医療の場で活躍するうえでは心理職であっても必須です。もちろん，医師と同じレベルである必要はないですが。

　例えば，バセドウ病はうつ症状や気分・感情の変化といった心理的症状を伴う身体疾患です。このとき，医学知識が不十分な心理職は「心理的症状を心理的観点から捉える」ことにこだわり，その結果，問題解決に至らない危険があります。心理学の専門家であるからこそ，患者が抱えている問題の身体的・医学的要因を十分に理解しておく必要があります。そして，その姿勢が「生物心理社会モデル」の実践につながると思います。

　2点目は「患者の行動や認知の変容に関する理論・技法に精通していること」です。生活習慣病の改善には生活習慣の変容が必要です。このとき，心理職は患者の行動変容に対する考えや変容に向けたレディネス，リソースなどを把握し，医療従事者などの「外圧」ではなく，「（自身の）実現可能な健康状態」を自ら求めることで行動・態度の変容が生じるように支援する必要があります。よって，人間の行動に関する諸理論・技法に精通していることも求められるでしょう。

　3点目は「職種間連携・協働ができること」です。これはいわゆる「チームワーク」に求められる態度・技能に加え，他職種の専門性・役割の理解なども含みます。従来の心理的支援は，「要支援者と支援者」という1対1の関係をベースになされてきた面がありました。しかし，現代の医療は多職種による患者支援が基本です。多くの専門家がその専門性を活かして関わり，そして職種間で連携して患者さんに関わることが支援の前提となっています。ですから，職種間協働に必要な知識や技能・態度を有することも現代の心理職には求められます。

　今回あげた3つの条件ですが，これらは健康心理学を学んだ者にとっては難しいものではないと思います。1点目と2点目は健康心理学を学ぶことで満たすことが可能です。また，最後の職種間連携の重要性についても，健康支援の実践を学ぶことで理解できます。そのように考えると，医療分野の心理職が健康心理学を学ぶのは自然な流れのように思う次第です。

Column
*A-9*　理学療法士　セラピストの振る舞いは健康心理学が基本

　理学療法士は physical（physio 英）therapist と呼ばれますが，その根源は医学の祖ヒポクラテスが使った言葉 Physis にあるのではないかと考えています。

　Physis は，自然対応力，一般で使われる自然治癒力にあたります。ヒポクラテスは外科，薬による治療を認めながらも，自分の業ではなく，誰もが持ち合わせている，この Physis をうまく使えるように導くことを大切にしていたといわれています。実際に行っていたのは，手を触れ施す徒手療法，水や熱を利用した物理療法，運動（体操）療法，森林浴やリラクセーションなどの心身調整法，さらに栄養指導，個人あるいは集団でのカウンセリングなど，ここで取り上げられている職種を網羅したセラピーであったようです。

　そして，ポイントとなるのは「健康」。健康という言葉はもともと日本語にはなく，英語の Health の訳語として作られた造語で，この，Health だけでは意味が成り立たず，「良い」「悪い」，「病んでいる」などの形容詞がついて初めて意味をなすものです。1948 年の WHO 憲章では，健康（Health）とは，身体的（physical），精神的（mental），社会的（social）に最も適した（福祉の）状態（well-being）と定義しました。正常ではなく，その人に最も適した状態，まさに，自然対応力を得た状態といえるわけです。「健康」というと元気にハツラツという感がありますが，実際はどのような状態でも対象となるわけです。つまり，「する」「させる」だけではなく，どのような状態であっても，セラピストである自分と接していることが，すでにアプローチとなっていなければなりません。

　理学療法は，リハビリテーション（復職支援，社会復帰前準備）という感が強いのですが，実際にはそれだけではないのです。どちらかというと，健康心理学の目指すところの一端が主といえるのかもしれません。なぜなら，心と体，そして認知を自ら操れる能力，これが自然対応力（Physis）にあたるわけで，その心・体・認知は密接に関係しているため，体についての知識や技術だけでは到底まかなえず，理学療法においても，この健康心理学的視点が必要不可欠となるわけです。健康心理学を踏まえた理学療法士は，体を介し，心，認知へも働きかけている仕事でもあるわけです。健康心理学を基本にした理学療法の関わる場は多岐にわたります。

　実際に私自身は大学病院で医学の基本を学び，プロ野球でのフィジカルコーチを任せていただき，その後，独立し，現在はプロスポーツ選手はもちろん，老若男女問わず一般，そして学習障害・発達障害のお子さんまで，体の不調の有無を問わず関わらせていただいています。まだ，私のような理学療法士は稀かもしれませんが，近い将来，必要とされ増えてくれることを願っています。

# 第二部
## ［理論編］
# 健康心理学の理論

　健康心理学の実践を支えるのは，どのような理論なのでしょうか。健康をどんなものと見て，健康の問題をどう把握していくのでしょう。健康に焦点を当てたカウンセリングでは，何をするのでしょう。健康教育に健康心理学を使うと，何ができるのでしょう。第二部では，これらの問いに答えるための理論を，わかりやすく解説します。

　健康心理学の実践は単なる経験則ではなく，その背景には実証科学としての研究蓄積があります。学際的で総合的なその健康観は，探究心旺盛な研究者と関連領域の方々との対話によって，いっそう磨かれていくことが期待されます。

　それでは，健康心理学の理論の世界へと歩を進めていきましょう。

# 1　生物心理社会モデル

　健康心理学は生物心理社会モデル（biopsychosocial model）の立場を
とっている。生物心理社会モデルは，生物学的要因，心理的要因，社会的要
因がそれぞれ相互に作用し合って健康と疾病を生じさせると考えるものであ
る[1]。生物心理社会モデルには人間を単なる生物学的な存在としてではなく，
心理的，行動的，社会的側面も含めて全人的に理解しようとする背景がある。

## （1）生物医学モデル

　もともと医学では生物医学モデル（biomedical model）に基づいて病気の
原因を探り，治療を行ってきた。生物医学モデルは分子生物学を基本として
おり，病気を心理社会的な行動から独立した実体として捉えてきた。生物医
学モデルは複雑な現象が最終的に単一の主要な原理から派生するという還元
主義と，精神と身体を分離する心身二元論に特徴づけられる。生物医学モデ
ルと心身二元論は，キリスト教文化圏において現世から来世へと魂は移行す
るものであり，現世における身体は魂の宿る不完全な器であるという見解と
整合させるために受け入れられてきた。生物医学モデルでは，人間の身体を
機械として捉え，機械の故障の結果として病気が生じるため，機械を修理し
たり，機械の部品を交換したりすることが必要であると考える。したがって，
生物医学モデルにおける医師の役割は身体機能の回復が中心であった。病気
への科学的アプローチは生物学的特性に焦点を合わせて，行動的，心理社会
的要因は軽視されていた。

　20世紀の初頭までは，細菌やウイルスによる感染症が原因で死亡する者
が多く，生物医学モデルに基づいて病気の原因を解明し，治療方法や医薬品
を開発することによって医学は発展してきた。一方，現代では，悪性新生物
（がん），心疾患，脳血管疾患などの生活習慣病や，平均寿命が延びた結果とし
て老衰や肺炎によって死亡する者が増加した。感染症から慢性疾患へと疾病
構造が変化したのである。そのため，生物医学モデルの恩恵を活かしたうえ
で，心理社会的観点に基づいた病気へのアプローチが必要となってきた。例
えば2型糖尿病の治療として食事療法，運動療法，薬物療法がある。生物医

学モデルの観点から，生化学的に血糖値やインスリン分泌量を測定し，過食，過飲，多尿，体重減少などの特定の臨床症状を評価して，病気の進行と合併症の影響を最小化するために最適な治療方法を選択する。しかし，対症療法には限界がある。生物医学モデルに加えて，生物心理社会モデルの観点から，生活習慣病である2型糖尿病の背景にある心理的要因，行動的要因，社会的要因に焦点を当て，食行動，運動行動，ストレス対処やストレスマネジメントも含めた不健康行動から健康行動への行動変容が求められるのである。

## （2）生物医学モデルと生物心理社会モデル

　世界保健機関（World Health Organization: WHO）は1948年にWHO憲章の序文において「健康とは，完全な身体的，精神的および社会的な福祉の状態であり，単に疾病または虚弱が存在しないことではない」と定義した。WHOの健康の定義は生物心理社会モデルと整合するものである。生物心理社会モデルでは生物学的要因，心理的要因，社会的要因が複合的に作用して健康と疾病が生じると考える[1]。生物学的要因としては，細胞，遺伝的素因などがある。例えば，がんと診断された場合，標準的治療として外科的手術，放射線治療，抗がん剤治療などが行われる。心理的要因としては，ストレス，感情，パーソナリティ，健康観，信念，認知傾向などがある。例えば，がんというストレッサーに対する**ストレスコーピング**＊，ネガティブ感情のコントロール，**タイプCパーソナリティ**＊，逆境からの**レジリエンス**＊などが関連する。社会的要因として，ソーシャルサポート，所得や学歴などの社会経済的状況，雇用形態や職種などの労働環境などがある。例えば，家族，友人，同僚などが提供してくれるソーシャルサポートによるストレス反応の軽減や，医療サービスや福祉サービスの享受などがある。

　図2-1は病気・死という状態を－（マイナス），病気のない状態を±0，健康の目標であるウェルビーイングを＋（プラス）と考えて生物心理社会モデルと生物医学モデルを比較したものである[2]。生物医学モデルでは病気のないことが健康であるとみなされる。一方，生物心理社会モデルでは病気と健康の境界線は心理的，社会的，文化的に拡散され，曖昧なものである。したがって，生物心理社会モデルにおける医師の役割は治療のみならず，患者が医療的援助を求め，病気の役割を引き受け，自身の機能障害とネガティブ感

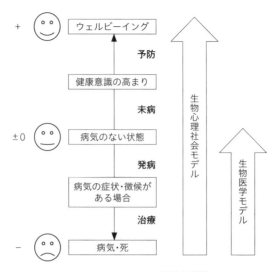

**図 2-1　健康の考え方**[2]をもとに作成

情を受容できるように説明をすることである[1]。

　生物心理社会モデルに関連する概念として，ポジティブヘルス（positive health）がある[3]。ポジティブヘルスとは，単に疾病がないだけではなく，①楽観性やポジティブ感情などの主観的変数，②心臓血管系指標などの生理的変数，③対人関係，日常活動，加齢への適応などの機能的変数から構成され，健康増進や長寿をもたらす。例えば，楽観性が高いほど心疾患のリスクと死亡率が低く，ポジティブ感情は免疫システムの炎症反応を低下させるため，感染症の予防に関連する[4]。このように楽観性やポジティブ感情は健康リスクと対極をなす健康資産（health assets）の１つであるといえる。リスク管理と同時に，資産の増強も目指していきたいものである。

## （3）生物心理社会モデルと健康づくり

　生物心理社会モデルは疾病と健康の連続性を強調している。年齢や性別，疾病や障害の有無を問わず，誰もがウェルビーイングの向上を目指すことができる。そうすれば生活の質（QOL）の向上も期待できる。

　1986年にWHOはオタワ憲章においてヘルスプロモーションという概念を

提唱した。ヘルスプロモーションとは「人々が自らの健康をコントロールし，改善できるようにするプロセスである」と定義される。図 2-1 に示したように，ウェルビーイングの向上を目指すうえで，健康意識を高めて自らの健康の維持，増進と疾病を予防する取り組みが重要となる。予防には一次予防と二次予防と三次予防がある[5]。一次予防とは生活習慣を改善して健康を増進し，生活習慣病等を予防することなどである。二次予防は健康診断等による早期発見・早期治療などである。三次予防は疾病の発症後，治療を受けて機能の維持・回復を図ることなどである[6]。2000 年より「21 世紀における国民健康づくり運動（健康日本 21）」が施策された。健康日本 21 は 1 次予防に焦点を当て，生活習慣病とその原因となる生活習慣等の課題について，9 分野（栄養・食生活，身体活動と運動，休養・こころの健康づくり，たばこ，アルコール，歯の健康，糖尿病，循環器病，がん）ごとの 2010 年度を目途とした基本方針，現状と目標，対策などを掲載したものである。健康的な生活習慣を習得し，維持・継続するのが理想的であるものの，私たちは不健康な生活習慣に陥りがちである。生活習慣病のイメージを図 2-2 に示した[7]。予防行動は「川の上流志向」である[8]。川の上流にはたばこやアルコール，塩分含有量の多い加工食品などの「病気の工場（illness factories）」があり，人々は川に突き落とされそうになる。人々が川に落ちる原因は所得，学歴，職業，性別，居住地など健康の社会的決定要因（social determinants of health）であり，健康格差につながるものである[8]。川に落ちておぼれた人を川下で助け上げるのではなく，川に落ちた人をすぐに助け上げる，あるいはそもそも川に落ちないように川の上流の環境を整備したいのである。すなわち，健康格差の縮小や是正には健康教育や健康政策が必要となる。

　健康増進法の制定により，2008年に健康日本21は改訂され，その後，2013年より健康日本 21（第二次）が施策された。健康日本 21（第二次）の最終目標は健康寿命の延伸と健康格差の縮小である。健康寿命とは「日常生活に制限のない期間の平均」である[9]。平均寿命と健康寿命との差は日常生活に制限のある「不健康な期間」を意味する。2019 年における平均寿命と健康寿命の差は男性 8.73 年，女性 12.06 年である[10]。平均寿命と健康寿命の差を縮小できれば，個人の QOL の低下を防ぐと共に医療費の削減など社会保障負担の軽減も期待できる。また，健康格差とは「地域や社会経済状況の違い

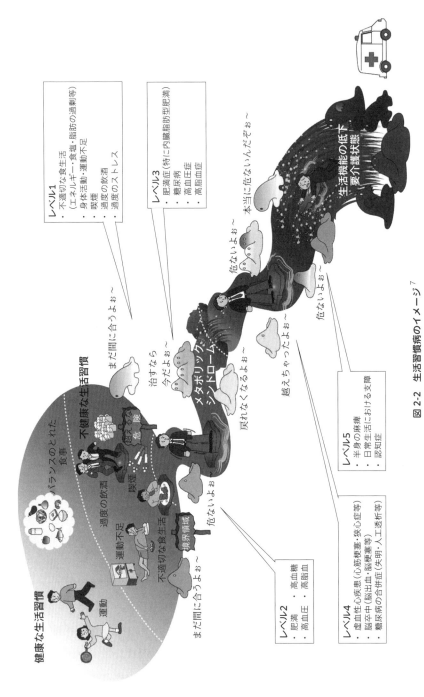

図 2-2 生活習慣病のイメージ[7]

レベル1
・不適切な食生活
　（エネルギー・食塩・脂肪の過剰等）
・身体活動・運動不足
・喫煙
・過度の飲酒
・過度のストレス

レベル3
・肥満症（特に内臓脂肪型肥満）
・糖尿病
・高血圧症
・高脂血症

レベル5
・半身の麻痺
・日常生活における支障
・認知症

レベル2
・肥満
・高血圧
・高血糖
・高脂血

レベル4
・虚血性心疾患（心筋梗塞・狭心症等）
・脳卒中（脳出血・脳梗塞等）
・糖尿病の合併症（失明・人工透析等）

による集団における健康状態の差」と定義される[9]。所得と生活習慣には格差があり，所得の高い者の生活習慣は所得の低い者よりも健康的で望ましいことが明らかとなった。平均年収によって 200 万円未満，200 万円以上〜600 万円未満，600 万円以上の 3 群を設定し，比較した結果，年収 600 万円以上群と比較して，年収 200 万円未満群では穀物摂取量が多く，野菜と肉類の摂取量が少なく，歩数が少なく，肥満が多く，喫煙者が多く，健康診断未受診者が多く，歯の本数が少なかった[11]。持続可能な開発目標（Sustainable Development Goals: SDGs）の観点からも「誰一人取り残さない」ために健康心理学が貢献できることがあるはずである。

# 2　健康心理アセスメント

## （1）健康心理アセスメントとは

　「健康」という言葉を耳にしたとき，想像される内容は様々であろう。社会状況や価値観の変容などによって，健康という概念は今日，さらに多様なものとなっている。定義のうえでは，WHOによる「健康とは，完全な身体的，精神的および社会的な福祉の状態であり，単に疾病または虚弱が存在しないことではない」というものが広く知られている。しかしながら，2019年12月に発生した新型コロナウイルス感染症は，私たちに改めて「健康とは何か」を問いかけたように思える。

　かように複雑な「健康」を対象として実施される健康心理アセスメントも，当然その方法は多岐にわたっているし，適用時に検討すべき点もまた多岐にわたる。

　健康心理アセスメントの目的は，心身の健康や環境への適応状態について，対象の特性や文脈を加味しながら諸側面の測定・査定を行うことである。アセスメントを適切に行うことで，健康状態における判定の妥当性を高め，その改善や向上に寄与する要因の同定を可能にしうる。さらに，同定された要因から介入計画の策定を援助し，その成果の評価にまで役立てることができる。具体的には，心理検査に代表される様々な方法を用いて，対象の健康状態やパーソナリティの特徴などを把握し，あくまで対象の可能性を探るために行う。アセスメント全般にいえることであるが，それを実施することが必ずクライエントの役に立つという見通しがなければ，安易に行うべきではない。ましてや，アセスメントが選別の道具になるようなことは決してあってはならない。

## （2）アセスメントツールに必要な条件

　アセスメントの際に用いられるツールが備えるべき条件として重要となるのは，信頼性および妥当性である。信頼性とは，アセスメントの実施者が変わっても，また繰り返し測定してもその結果が変わらないという，一貫性や安定性を示すものである。例えば，測定するたびに表示される体重が±5kg

も変化する体重計を使おうとは，誰も思わないであろう。一方，妥当性とは，測定しようとする対象や概念を本当に正しく測定できているかの程度を指す。身長を測ろうとして体重計を用いても，その数値がまったく意味をなさないのは妥当性が極めて低いからといえる。健康や感情など不可視な概念を測定しようとする健康心理アセスメントでは，妥当性の検証が特に重要となる。

妥当性を完全に証明することは現実として不可能に近く，概念同士の比較によって検証せざるを得ない部分がある。かつては基準関連妥当性や内容妥当性など，妥当性の種類は細分化されていたが，近年では「心理検査は理論的・仮説的な構成概念を測定しており，構成概念は他の構成概念との関係で定義される」という前提に基づく「構成概念妥当性」の検証に統合されつつある。なお，信頼性か妥当性のどちらか一方が高ければもう一方も高くなるという関係性はなく，例えば信頼性が高くとも妥当性が低い検査は心理学分野においてしばしば認められる。しかし，妥当性が高くとも信頼性が低い検査というものは理論上想定しにくい[1]。

## (3) 健康心理アセスメントの例：QOL およびストレスについて

ここでは，現在までの健康心理学において主要なアセスメント対象となっている「QOL」と「ストレス」の 2 つを例として取り上げる。

### 1) QOL

QOL は健康心理学において核となる概念の 1 つといってもよいほど，今日までに様々な観点から検討がなされている。また，医学や看護学，社会学，経済学に至るまで，他の専門領域においても扱われる概念である。WHO は，QOL を「個人の社会的文脈における目標や価値，規範などに関連する自身の人生の認識」と定義している。「生活の質」とよく訳される QOL は，より広義には人生そのものの満足感や充実感までを含みうるものであり，適切に捉えるのは困難である。この難しさは QOL のアセスメントにも反映される。というのも，先述の WHO による定義からもわかるように，QOL は個人の認識という主観的側面を扱っており，客観的な評価がそもそも妥当なのかという問題が生じるためである。このような難しさを抱えながらも，多様な優れた測定指標が現在までに開発されてきた。

国際的な測定指標として広く知られているものに，WHOQOL がある。異

なる文化圏，言語圏でも測定可能な尺度の作成を目指して，WHOにより開発されたものであり，田崎と中根による日本語版も刊行されている[2]。100の項目から構成される標準版のほか，臨床場面での適用を目的とした短縮版のWHOQOL-BREF（計26項目）があり，一般にはWHOQOL-BREFがよく用いられる。WHOQOL-BREFの構成は，①身体的領域，②心理的領域，③社会的関係，および④環境領域の4つから成り，これらに全体的なQOLを問う2項目が付加されている。ただし，WHOQOLは主観的評価を重視したものであり，「客観的な」データとして用いる際は慎重になるべきであろう。

　また，QOLの測定尺度として主要なものにMOS 36-Item Short-Form Health Survey（SF-36）[3]がある。本尺度は世界で最も広く使用されているQOL尺度の1つであり，①身体機能，②日常役割機能（身体），③身体の痛み，④全体的健康感，⑤活力，⑥社会生活機能，⑦日常役割機能（精神），および⑧心の健康という8つの下位因子から構成され，現在までにSF-12やSF-8といった短縮版が開発されている。このほか，Nottingham Health Profile, EuroQOL（EQ-5D）などが国際的な指標として認められている。さらに，QOLを人生への幸福感や満足度まで拡大して捉えた場合，PGCモラールスケール[4]やQuality of life inventory[5]などがあげられる。

## 2）ストレス

　ストレス関連の測定・評価にはすべてを把握するのが困難なほど多種多様な方法が存在するが，健康心理アセスメントの対象としてストレスを避けて通ることはできない。ここではあくまで基本的な内容にとどめるが，現在までのストレス評価について概観する。

　ストレス評価は，免疫系や内分泌系の変化を検証するといった生理学的側面からのアプローチに端を発し，その後，ホームズ（Holmes, T. H.）とレイ（Rahe, R. H.）によるライフイベントへの注目[6]や，ラザルス（Lazarus, R. S.）とフォルクマン（Folkman, S.）[7]による環境と生体との相互作用という観点に基づくストレスの影響プロセスの説明などを契機に，心理学的側面からの評価が発展していった。今日のストレス評価は，①ストレッサーの評価，②ストレス反応の評価，③ストレスコーピングの評価，および④関連要因の評価に大別されるといってよい。

①**ストレッサーの評価**：ストレッサーとは，端的にいえばストレス反応を引き起こす原因となるものである。ストレッサーの種類には，化学的ストレッサー，生理的ストレッサー，および心理社会的ストレッサーなどがあげられるが，健康心理アセスメントにおいては心理社会的ストレッサーを対象とするものが多い。先に述べたホームズとレイによるライフイベントの測定[6]や，デイリーハッスルと呼ばれる日常的な苛立ちごとの測定が代表的である。日本人を対象とした尺度だけでも，対人ストレッサー尺度[8]や中野[9]による日本版ハッスル尺度をはじめとした様々な測定指標が開発されている。

②**ストレス反応**：先述のストレッサーにより引き起こされる反応が「ストレス反応」である。不安や緊張が高まる，抑うつ的になるなどの心理的反応と，呼吸が速くなる，筋肉が硬直するなどの身体的，行動的反応がある。過度なストレス反応が続けば心身に深刻な不調をもたらすため，適切なアセスメントを行うことが臨床的にも大きな意味を持つ。

心理的ストレス反応の測定は質問紙により行われることが多く，その種類は現在まで多数存在する。全般的なストレス反応を測定する尺度は，Stress Response Scale (SRS-18)[10]が幅広く用いられている。反応別にいえば，抑うつ，不安といった感情面，喫煙や飲酒，睡眠などの生活習慣・行動面などに焦点を当てて測定される。また，身体的ストレス反応は生理的側面からアセスメントされ，例えば心臓血管系の指標や内分泌系の指標などが用いられる。代表的なものとして，心臓血管系では心電図や皮膚電気活動，内分泌系では唾液中のコルチゾールや免疫グロブリンAがあげられる。

③**ストレスコーピング**："cope"とは「対抗する」「処理する」という意味の単語であり，ストレスコーピングは一言でいえばストレスへの対処や解消への努力を指す。ストレッサーやストレス反応と同様，コーピングを測定する質問紙もこれまでに数多く開発されている。

コーピングを測定する際に考慮すべき点について，佐々木は「コーピングの時間的枠組み」「コーピングが行われる領域・文脈」，および「コーピング方略」をあげている[11]。時間的枠組みとは，コーピングが適用される時点や状況を特定するか否かということであり，特定する場合を状況コーピング，しない場合を特性コーピングと呼ぶ。領域・文脈とは，測定しようとするコーピングが適用される領域や文脈を特定するか否かを指し，これはコーピング

に限らず，これまで述べてきたストレッサーやストレス反応のアセスメントにおいても同様に考慮すべき点である。最後に方略とは，測定しようとするコーピングの具体的な方法を指すものである。これについては，「接近－回避」「問題焦点－情動焦点」，および「認知系－行動系」の3次元で方略を分類して測定を行う Tri-Axial Coping Scale（TAC-24）[12] が代表的な尺度である。

　④**関連要因**：たとえ同じストレッサーを受けても，引き起こされるストレス反応の内容や程度は個人により異なる。ここには，様々な関連要因がストレッサーに作用し，その影響を緩和したり，あるいは助長したりする。例えば経済状況や家庭環境などの外的要因，パーソナリティや自己効力感などの個人要因などがあげられるが，特に重要な概念となっているのがソーシャルサポートである。

　福岡による分類に基づけば，「ソーシャルサポートのネットワーク」「知覚されたサポート」，および「実行されたサポート」という3側面からアセスメントが行われる[13]。評価尺度は我が国においても様々なものが存在し，例えば大学生を対象とした尺度[14]や，糖尿病や心臓疾患などを有する慢性疾患患者を対象とした尺度[15]，あるいは提供と受領という双方の観点からサポートネットワークを測定する相羽らによるもの[16]，などがあげられる。また，サポートネットワークは「コンボイモデル[17]」に基づく，同心円状に資源をプロットしていく方法によってもアセスメントされる。

## （4）集団を対象とした健康心理アセスメント

　アセスメントの対象には個人のみならず，特定の集団も含まれる。健康心理学的介入は，コミュニティや企業における健康開発にも重要な役割を果たすものである。ツールを用いた集団アセスメントの例としては，職業性ストレス簡易調査票[18]を活用した職場における仕事のストレス判定図，いわゆる集団分析などがあげられるが，ここではより大局的に集団アセスメントを捉えてみたい。

　集団のアセスメントとは，すなわちその集団に寄与する介入を可能にするために行われるものである。その意味でも，フォーマティブリサーチが重要なアセスメント方法の1つとなる。フォーマティブリサーチとは，介入対象

となる集団に最適なプログラムを立案するために，当該集団に所属する人々に行われる様々な事前調査の総称を指す。バウマン（Bauman, A.）らによれば，フォーマティブリサーチは介入目的を明確にしてプログラムに含めるべき要素を把握可能にするという[19]。さらに対象者にとっても，提供されるプログラムが自身のニーズに適うことでその説得性が増し，より参加しやすい状況を形成することに結びつく。具体的には，これまでに紹介してきたような様々な質問紙を用いた対象集団への悉皆調査や，集団におけるキーパーソンを収集するフォーカスグループインタビューなどを念入りに行い，現状やニーズを把握していく。

　さらに，フォーマティブリサーチをもとに開発された介入プログラムによる成果のアセスメントを行うことも忘れてはならない。変容対象とした各変数について，質問紙や生理測定指標を用いて介入前後の変化を明らかにすることはもちろん，プログラムの受け入れやすさや有用性がどうであったかを主観的に問うプロセス評価も様々な情報を提供してくれる[20]。

# 3　健康心理カウンセリング

## （1）健康心理カウンセリングの基盤

　健康心理学は，身体心理社会モデルに基づき精神的健康と身体的健康は同じく重要であるとして，生活習慣行動，人間関係や周囲の環境も含めて検討する。健康心理カウンセリングでは，この健康心理学の理念を基本として，その人全体の健康を考慮する視点からの，専門職としての知識，スキル，価値観や態度の習得が重要といえる[1]。

## （2）カウンセリングと健康心理カウンセリング

　心理カウンセリングは，自分自身の苦痛な状態や症状を軽減し，高い不満感を現実的な満足へと変化させることの支援を目的とする「治療的カウンセリング」と，ウェルビーイングの改善・向上を支援する「開発的カウンセリング」に大別される。カウンセリングの対象者は「クライエント」，実施者は「カウンセラー」と呼ばれる。

　健康心理カウンセリングは，健康領域において行われる予防的・治療的・創造的活動であり，次のように分類できる。

　①病気を予防し健康を維持・向上させるために必要な情報を提供する教育的カウンセリング
　②生活習慣の問題への気づきを高め改善を促す予防的カウンセリング
　③健康問題の改善とQOLの向上を図る治療的カウンセリング
　④目標達成のためのスキルや知識の獲得を図る創造的カウンセリング

　これらの活動を通じて健康心理カウンセリングでは，病気の予防，健康の回復・維持・増進を達成できるように援助しようとする。そのため，問題だけでなく，個人の好ましい健康的な行動傾向やポジティブな側面に焦点を当てた支援が重要である。すでに実施できていることや成功体験を認識することで，変化のための行動を起こす**自己効力感**を高めることが大切である[2]。

## （3）健康心理カウンセリングの対象

　健康や病気は，様々な要因に影響される。ウイルスなどの病原菌や遺伝的

要因だけでなく，行動的・心理的要因も健康に影響を与える。健康心理カウンセリングでは，健康を害する原因となる行動パターン，病気に対する反応や対処，回復のための行動を理解し，健康回復のための支援を行う。また，健康を維持し，より健康的な生活を送れるように支援することも重要である。そのため臨床心理学と異なり，健康な人も含めたすべての人が支援の対象となる。

　健康心理カウンセリングは，医療領域では精神科よりは一般診療科やクリニック，リハビリテーションセンターなどで実施されることが多い。その他にも職場やEAP（従業員支援プログラム*）などの相談室，学校の保健室やカウンセリングルーム，地域の福祉施設や高齢者施設など，様々な環境で提供することができる。

　健康心理カウンセリングの対象となる課題には，食行動，運動，睡眠，休養などの生活習慣，喫煙，飲酒，危険運転，薬物乱用などのリスク行動が多く取り上げられている。最近では，健康格差や貧困などの問題もカウンセリング対象となっている[3]。その他，身体的な疾患による手術や治療によるストレス，後遺症や障害などの身体的問題から生じる心理社会的問題なども，健康心理カウンセリングが必要とされる重要な課題である。

　対象者の例としては，ぜんそくやアトピーなどのアレルギー疾患患者，糖尿病や腎不全などの慢性疾患患者，がんや冠動脈性心疾患など重篤な疾患を有する患者，出産や子育て，更年期などのライフステージの転換期にある女性，医師，看護師，教師，消防士など高ストレスとされる職業や，ストレスを抱えやすい勤労者，文化的適応を求められる留学生や外国人労働者とその家族，災害被災者，加齢や慢性疾患に伴う身体的変化や生きがいの再構築が必要な高齢者など，その対象は多岐にわたる[4]（第一部参考）。

## （4）健康心理カウンセリングの基本的スキル

　健康心理カウンセリングの対象とする課題や対象者の特性によって，あるいはカウンセラーの理論的背景によってもアプローチの方法は異なり，求められるスキルも違ってくる。すべての心理的アプローチを学ぶことは難しいが，対人支援の基礎となる自分自身の人間観を構築するためには，基盤となる心理学的理論と技法を学ぶ必要がある。

　カウンセリングの初心者が基本的スキルを学ぶうえで，アイビィ（Ivey,
A. E.）によって創始されたマイクロカウンセリング[5]は役立つ。マイクロカ
ウンセリングは，様々なカウンセリングに共通する基本要素や面接技法につ
いて分類と階層化を行っており，ピラミッド階層表で段階的に学習できるよ
うになっている。順序立てて提示されたピラミッド階層表に沿って，はじめ
に基本的関わり技法を学び，次に積極的関わり技法，技法の統合，と順に学
んでいくことができる。健康心理カウンセリングの実践を支える基本的なス
キル学習として活用できる。職業倫理の原則は，他者支援に関わる健康心理
カウンセリングにおいても守られるべきことであり，具体的事例なども含め
て理解しておくことが必要である。

## （5）健康心理カウンセリングの進め方

　ウェルビーイングの向上，健康的な行動の実践を促すための方法は一通り
ではない。ここでは大まかな流れを示す[6]。
　①**対象者との関係性（ラポール）の構築がカウンセリングの基礎となる**：クラ
イエントが安心して話せる場の環境整備とカウンセラーの態度が重要である。
後述の来談者中心療法はラポール形成のうえで参考になるだろう。
　②**クライエントの問題とニーズを把握する**：クライエントの現状，変わりた
いこと，なりたい姿，そのために必要と考えていることなどを理解していく。
健康阻害要因についての誤った認識や非現実的目標を持っていないか，実際
の生活習慣や健康状態など，聞き取りや健康心理アセスメント法などを活用
して明らかにしていく。
　③**問題解決，目標達成のためのアプローチを決定する**：クライエントの特性，
現状，目標内容を検討し，モチベーションを高めて実行を促すことができる
最も適切な方法を選択することを支援する。
　④**目標行動を設定し，リソースを集める**：目標達成のための具体的行動の決
定や，クライエント自身が変化を確認でき，小さな変化を見落とさないよう
に記録することを促す。
　⑤**実行のサポート，進捗のモニター，フィードバックを行い，必要に応じて目標
行動を修正していく**

　このような健康心理カウンセリングの実施に際しては，公認心理師などと同様にカウンセリングの守秘義務を考慮し，関連する専門職者やチームメンバーと連携していくことが重要である[7]。心理社会的な原則により，家族に対して改善への参加を高めることも有益である[8]。

## （6）健康心理カウンセリングの理論と方法

　様々な心理療法があるように，健康心理カウンセリングの理論や方法も1つに定まっていない。健康心理専門家それぞれの人間観により理論的背景，方法が異なってくる。健康心理カウンセリングでは，適切なライフスタイルの獲得・修正が目的とされることから，行動科学に基づくカウンセリングが中心となることが多いが，個別だけでなく集団も含め様々なアプローチが考えられる[9]。来談者中心療法[10]，行動療法[11]，認知行動療法[12]などの主たる心理療法，身体活動を中心とした呼吸法や**タッチング**\*などのボディ・ワーク技法[13,14]，最近ではマインドフルネス[15,16,17]やコーチング心理学[18]など新たな方法が取り入れられている。ここでは，その一部を紹介する。

### 1）来談者中心療法

　来談者中心療法は，カール・ロジャース（Rogers, C.）によって提唱されたカウンセリングの方法である。その理論的基盤には，人間は成長し最適な状態に向かいたいという生得的傾向を持つとする成長仮説がある。この最適な状態への自己実現は自動的に起こるのではなく，適切な社会環境が必要となる。クライエントが生得的な最適状態を自己実現できるよう，ありのまま理解され，評価され，受容されていると感じられるような環境をカウンセラーがつくることで変化への動機づけが生まれてくる。

　仮説実現のためには，カウンセラーが①自己一致しており，純粋で統合されていること，②無条件の肯定的配慮を経験していること，③共感的理解を伝えようとしていることが実現できている必要がある。カウンセラーには，クライエントを尊厳ある存在として尊重し，評価的態度で接することなく，好意を持って接していく態度が求められる[19]。

　健康心理カウンセリングにおいて，用いられる理論的アプローチが異なったとしても，来談者中心療法におけるカウンセラーのこのような態度は基本となるだろう。クライエントにとって習慣となっている行動を変えることは

簡単ではない。望ましい健康行動をすでに実施できている健康カウンセラーにとっては，不健康な行動を継続したり，中断したりするクライエントに対して，ややもすると「だらしない」「やる気がない」といったネガティブな評価をするかもしれない。そのような評価的態度は，言語だけで伝わるのではなく，非言語的なメッセージによってもクライエントに伝わる可能性がある。健康心理カウンセリングにおいても，唯一無二の存在であるクライエントを尊重し，現実への不満や変化への不安を共感的に理解するという来談者中心療法の基本的態度を身につけ，クライエント自身が将来のありたい姿を自ら選択し，行動していけるように支援することが重要である。

### 2）動機づけ面接法

　動機づけ面接法は，ウィリアム・ミラー（Miller, W. R.）とスティファン・ロルニック（Rollnick, S.）のアルコール依存症患者の観察経験に基づいて開発された[20]。その後，依存症だけでなく生活習慣病の改善にも効果的であることがわかった。クライエントはこれまでの行動を変えることを躊躇し，問題を抱えていることを認めたくないという，変わりたい気持ちと現状維持したい気持ちの葛藤を感じる。クライエントには現状維持するために自分の問題を過小評価する傾向があるが，この傾向を理解し，内発的な動機づけを高めることで継続的で有意義な変化が生じる。変化することの必要性や価値をクライエント自身の言葉で表現するチェンジ・トークは実際の変化が予測できるとされ，チェンジ・トークに焦点を当てる頻度を増やすよう支援していく。共感的な支援はこのチェンジ・トークの頻度を高めるが，強要するような対立的な態度は抵抗を生じさせ，結果的に変化が起こりにくいとされる。この動機づけ面接法は，先にも述べたように依存症患者の治療から始まっているが，慢性疾患患者の自己管理，若者の問題行動の改善などにもすでに活用され，その効果が確かめられており，生活習慣の改善を目的とした健康心理カウンセリングにおいて活用することができる[21]。

### 3）行動療法と認知行動療法

　行動療法は，行動理論，学習理論に基づいて発展した心理療法で，主に次のような特徴がある。

　①症状や人間の多くの行動は学習されたものである。
　②行動療法では症状そのものの改善を治療目標とする。

③介入技法は，実験的検討から得られた行動原理に基づいている。

つまり，クライエントの現在抱えている問題は，個人の人格上の問題といった変化が困難なものではなく，不適切な学習の習慣化，あるいは適応的な行動の未学習と捉える。古典的条件づけの理論に基づくと，不安や恐怖などの過剰で不適切な情動的体験も条件づけであり，消去できると考える。オペラント条件づけの諸原理を応用して，問題行動の生起状況を詳細に観察することで，問題行動がどんな状況で起こるのか，行動の結果として何が得られるかを明確にすることができ個人のコントロール可能性を高めることができる[22]。健康心理カウンセリングにおいては行動療法の観点に基づくことで，行動のコントロールがしやすくなるだろう。目標をスモールステップに分け段階化する技法や報酬を上手に使用する方法など，多様な技法を有する行動療法を健康行動の獲得に活用することができる。そのためには，クライエントの行動や周囲の人たちの対応などを観察する眼を鍛える必要がある。

認知行動療法は，「個人の行動や認知の問題に焦点を当て，そこに含まれる行動上の問題，認知の問題，感情や情緒の問題，身体の問題，そして動機づけの問題を合理的に解決するために計画され構造化された治療法であり，自己理解に基づく問題解決と，セルフコントロールに向けた教授学習のプロセス」と定義されている。認知行動療法の3大学派は，エリス（Ellis, A.）による論理情動療法[23]，ベック（Beck, J.）による認知療法[24]，そしてマイケンバウム（Meichenbaum, D.）のストレス免疫訓練[25]である。それぞれ使用される用語や認知の修正方法が異なっているが，基本的には認知の変化をターゲットとすることは共通している。健康心理カウンセリングにおいて好ましいライフスタイルの獲得を目指すときに，その人の内なる認知が実行に大きく影響する。例えば，行動を計画しても「やっても無駄だ」と捉えたり，失敗すると「私には無理だ」と認知したりすることは，生活習慣の改善を妨げる。クライエントの認知を評価し，極端だったり不合理だったりしないかを検討し，認知の変容を行うことで，健康行動の獲得が促進される可能性が高まる。

## 4）コーチング心理学

コーチング心理学は，個人，集団あるいは組織のウェルビーイングやパ

表 2-1　コーチング心理学モデル

| GROW<br>モデル | G：<u>G</u>oal（目標の明確化） |
|---|---|
| | R：<u>R</u>eality/Resource（現状把握／リソースの発見） |
| | O：<u>O</u>ption（選択肢の創造） |
| | W：<u>W</u>ill（意志） |
| PRACTICE<br>モデル | P：<u>P</u>roblem identification（問題の明確化） |
| | R：<u>R</u>ealistic, relevant goals developed（現実的で適切な目標設定） |
| | A：<u>A</u>lternative solutions generated（代替的解決策の提案） |
| | C：<u>C</u>onsideration of consequences（結果の検討） |
| | T：<u>T</u>arget most feasible solutions（最も実現可能な解決策をターゲットにする） |
| | IC：Implementation of <u>C</u>hosen solutions（選択した解決策の実行） |
| | E：<u>E</u>valuation（評価） |
| STIR<br>モデル | S：<u>S</u>elect problem（問題の選択） |
| | T：<u>T</u>arget a solution（解決目標の設定） |
| | I：<u>I</u>mplement a solution（解決策の実行） |
| | R：<u>R</u>eview outcome（成果の評価） |
| G-ABCDEF<br>モデル | G：<u>G</u>oal（目標） |
| | A：<u>A</u>ctivating event/Adversity（出来事／困った状況） |
| | B：<u>B</u>elief（信念） |
| | C：<u>C</u>onsequences（結果） |
| | D：<u>D</u>ispute（反論） |
| | E：<u>E</u>ffect（効果） |
| | F：<u>F</u>uture（未来の焦点化） |

フォーマンスの向上のための解決策を自ら見つけるよう支援する応用心理学の新たな分野である。臨床的に重大な心理的問題を持たない人を対象に，永続的で前向きな変化を生み出すことを支援しようとする。既存の心理療法を基礎としたモデルに加え，ポジティブ心理学など新たな心理学の展開も含めた多様なコーチング心理学モデルを発展させている[26]。例えば，行動コーチングのGROWモデルは，クライアントの内面的価値観から達成したい目標設定を行い，外的な行動へと焦点を移動させていく。できない原因を探ることから生じるストレスを軽減し，短期間で目標を明確にできるGROWモデルは健康行動の実行促進において効果的だろう。認知行動コーチングでは，クライアントが活動性を高めて精神的な回復力を増大させ，ストレスを未然に防ぎ障害を克服して変われるように支援しようとする。表2-1に示したようにPRACTICEモデル，短縮版STIRモデル，G-ABCDEFモデルなど，認知行動療法を発展させたモデルが提唱されている[27]。これらのコーチングは，個人的目標の達成を促進することに役立つものとして認識されるようになっ

てきた。

　コーチング文脈における，健康教育と健康増進の実践，個人の健康の向上
など，個人の健康関連目標の達成を促進する健康領域におけるコーチングは
**ヘルスコーチング**と呼ばれている。これまでの事例では，糖尿病，ダイエッ
ト，がん患者，心疾患患者，依存症患者などへのヘルスコーチングが実践さ
れているが，ストレスマネジメントへの活用が最も多い。ヘルスコーチング
は，「クライアントは自分の健康に責任を持つ人であり，カウンセラーよりも
自分のことをよく知っており，健康上の決定の結果を背負って生きるのはク
ライアントである」という原則のもとに支援が行われており，これは健康心
理カウンセリングにおいても尊重される視点である。

# 4　健康教育の理論

　健康教育は，個人，家族，コミュニティの健康に関する態度や行動に影響
を与える努力や過程である。具体的には，対象者が，健康課題を解決するた
めに知識を獲得し，意志決定をし，取り組む能力を身につけ行動変容するこ
とを支援するための相互的な関わりである。これらの支援は，実践編でみて
きたように，学校や会社，スポーツジムや運動教室，特定健康指導，医療現
場などの場面で個人や集団を対象に行われている。健康心理学では心理学を
用い，健康に望ましくない行動を変えること，すなわち，健康に良い行動を
新たに取り入れ，実践し，継続することが支援の１つとなる。このような目
的で用いられるのが，健康行動理論である。ここでは，これらの健康教育場
面で使用される健康行動理論・モデルについて概説する。

## （I）集団を対象とした理論・モデル

### プリシード・プロシードモデル[1,2,3]

　プリシード・プロシードモデル（Precede-Proceed Model）は，グリーン
（Green, L. W.）とクロイター（Kreuter, M. W.）によって開発された，ヘ
ルスプロモーション活動のための代表的モデルである。ヘルスプロモーショ
ンは，健康的な公共政策の確立と健康を支援する環境づくり，さらに，戦略
的な健康教育が重要とされる。健康教育によって意識，知識，スキルが得ら
れ，これらは人々がとる行動に影響を及ぼすと考えられている。

　このモデルは，目的を遂行する方法を立案するためのプランニングモデル
であり，目的を遂行するためのシステムモデルでもある。その構造は，大き
く「プリシード」と「プロシード」の２つの部分に分けられる（図2-3）。プ
リシードはアセスメントから企画までを行う４段階の部分であり（第２段
階を疫学アセスメントと行動・理論アセスメントの２つに分けているものも
ある），プロシードは実施から評価をする４段階の部分である。プリシード
（PRECEDE）は，Predisposing, Reinforcing, and Enabling Constructs
in Educational/environmental Diagnosis and Evaluation（教育・環境
診断と評価における準備・強化・実現因子）の頭文字であり，プロシード

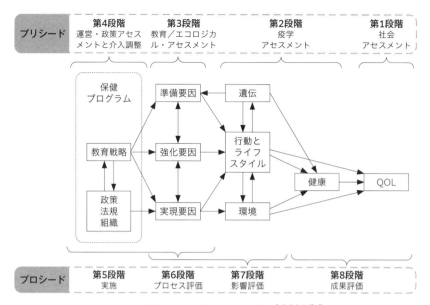

**図 2-3　プリシード・プロシードモデル**[3]をもとに作成

（PROCEED）は，Policy, Regulatory, and Organizational Constructs in Educational and Environmental Development（教育・環境開発における政策・法規・組織因子）の頭文字である。また，プリシードには「実施に先立って行われる」，プロシードには「続いて行われる」という意味もある。この2つの部分は対称的になっており，診断プロセスで用いた指標がそのまま評価指標になる。

　このモデルで示されている目標は「人々の健康とQOLの向上」であり，そのアプローチはテーマや居住地といった特定される一般集団を対象とした領域設定型である。集団の文化に気を配ることによって，その集団に合った介入ができ，その集団の行動や環境に影響を及ぼすことができる。また，各個人の心理状態や環境条件をモデルに位置づけることで個人の行動変容に働きかけるような計画策定につながり，段階を追った評価ができるなどの特徴がある。

## （2）個人を対象とした理論・モデル

　個人レベルの健康行動理論・モデルは，構造から大きく連続性モデルと**ステージモデル**<sup>★</sup>に分けられる<sup>4</sup>。ステージモデルでは時間軸を含むことが，連続性モデルと異なるところである。ここでは，連続性モデルとしてヘルス・ビリーフモデルと計画的行動理論，ステージモデルとしてトランスセオリティカルモデル，また，多くのモデルの構成要素となる自己効力感を取り上げる。

### 1）自己効力感（セルフエフィカシー）[1,2,5,6,7]

　自己効力感は，ある結果を生じさせるための行動をうまく行うことができるという主観的見込感のことである。バンデューラ（Bandura, A.）は，社会学的学習理論を提唱し，ある行動をとる可能性は，その行動を行う能力に対する信念（自己効力感）とその行動が望ましい結果をもたらすという判断（結果期待）がある場合に高くなるとしている。

　自己効力感は，目標達成や状況改善に焦点づけされた自己肯定的な自動思考で，ある行動に対する自己効力感が高いと，その行動を始め，努力を惜しまず行動を続け，失敗や困難を伴っても諦めにくいと考えられている。自己効力感に影響を与える4つの要素としては，「自己の成功経験」「代理経験」「言語的説得」「生理的・情緒的状態」がある。つまり，自分が成功した経験がある，他人の成功を見聞きするなどの疑似体験をする，「あなたならできる」と言われる，体調が良い，気分がワクワクするといった場合に自己効力感が高められる。

### 2）ヘルス・ビリーフモデル（健康信念モデル）[1,2,5,6,8,9,10]

　ヘルス・ビリーフモデル（図 2-4）は，ローゼンストック（Rosenstock,

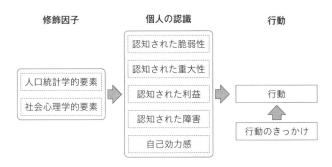

**図 2-4　ヘルス・ビリーフモデル（健康信念モデル）**

I. M.）が理論を提唱し，ベッカー（Becker, M. H.）が発展させた。このモデルの行動の基盤となるのが，健康に対する客観的な判断ではなく，本人に認知された，すなわち主観的な受け止め（ビリーフ）である。このモデルでは，人が健康に良いとされる行動をとるようになるには，「健康に対する脅威」と「健康に良いとされる行動を行うことに対するメリット（認知された利益）とデメリット（認知された障害）のバランス」の2つの条件が関係しているとしている。

健康に対する脅威は，病気や健康問題の発生しやすさについての認識である「認知された脆弱性」と，その病気や健康問題が起こった場合にどのくらい重大になるかについての認識である「認知された重大性」に分けられる。重大性は身体的問題だけでなく，経済的または人間関係などの社会的なものも含まれる。これらの健康に対する脅威が大きければ，その病気を回避しようとする行動につながりやすい。

人は，ある行動をしようと考えた場合，それによって生じる利益と障害を天秤にかける。利益のほうが大きいと認知すれば行動につながる見込みが大きくなる。健康に良いとされる行動を実行することに対して個人が考える利益・障害は異なるが，病気やそのリスクを減らす可能性が高くなることが共通する利益であり，そのほか経済や社会面での利益も含まれる。障害とされるものには目に見えるコストと心理的コストがあり，言葉としては，その行動が「楽しくない」「難しい」「危険である」「不便である」「時間がかかる」などがある。これらの脅威や利益・障害のビリーフは，年齢，体質，経験，知識などの背景（修飾因子）によって影響を受ける。

モデルでは，その他の要素として「行動のきっかけ」を健康に良いとされる行動に踏み出すための実現因子としてあげている。これには自分で何か体の異変に気づく「内的」なものから，健康診断で異常値が示された，インターネット上の情報，家族や友人が病気で入院したなどの「外的」なものがある。また，自己効力感も行動を継続的に行うための重要な要素とされている。

### 3) 計画的行動理論 [1,2,5,6,11]

計画的行動理論（Theory of Planned Behavior: TPB）（図2-5）は，合理的行動理論を拡張したフィッシュバイン（Fishbein, M.）とエイゼン（Ajzen, I.）により提案されたモデルであり，特定の状況での人間の行動を予測，説

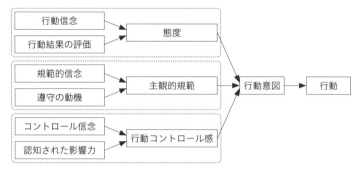

**図 2-5　計画的行動理論**

明する。その行動を実行するかどうかを自由に決められる状況下では，行動の実行を決定する要因は個人の「行動意図」である。私たちは自分の持っている情報から判断し，こうしようと考える（意図する）。すなわち，意図すれば行動し，意図しなければ行動しないことが前提となっている。

　この行動意図に影響を及ぼすのが，「態度」「主観的規範」「行動コントロール感」である。「態度」とは，その行動に対する個人的な評価である。これは，「その行動が自分にとって望ましいと思うか」といった行動に対する気持ち（行動信念）と「その行動を行うと望ましいことが生じるか」といった結果に対しての価値（行動結果の評価）からなる。「主観的規範」とは，その行動に対して周りの人がその行動を認めているかについての認識である。これは，「みんなはそれに賛成しているか」といった重要他者や多くの人がその行動を実行することを期待しているかについての考え（規範的信念）と「自分はそれに従おうと思うか」といったその期待に応えようとする思い（遵守の動機）である。「行動コントロール感」は，自分がその行動を起こし，やり遂げることができるかについての考えであり，「私にそれはできるだろうか」といった行動遂行に対する見込み（コントロール信念）と「私にそのための知識や支援があるか，障害はないか」といった行動に影響を及ぼす力の強さ（認知された影響力）が含まれる。

　人は，目的とする行動に対して上記の3つについて考慮し，考えがポジティブに働くと「よし，行動を起こそう」という意思が高まり，行動意図となり行動が起こりやすくなる。3つの要素のうち，「行動コントロール感」は他の

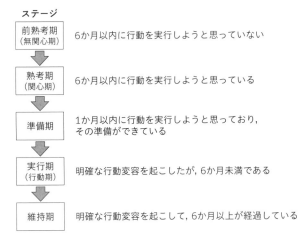

ステージ

| 前熟考期<br>(無関心期) | 6か月以内に行動を実行しようと思っていない |
| 熟考期<br>(関心期) | 6か月以内に行動を実行しようと思っている |
| 準備期 | 1か月以内に行動を実行しようと思っており,<br>その準備ができている |
| 実行期<br>(行動期) | 明確な行動変容を起こしたが,6か月未満である |
| 維持期 | 明確な行動変容を起こして,6か月以上が経過している |

図2-6 行動変容ステージ

2つよりも行動の実行に影響が大きいとされており，その行動が良い，周囲がそれを望んでいると思っていても，行動を変えることに自信が持てなければ，行動変容が起こりにくい。

### 4）トランスセオレティカルモデル [1,2,5,6,12,13,14]

　トランスセオレティカルモデル（Transtheoretical Model: TTM）は，プロチャスカ（Prochaska, J. O.）とディクレメンテ（DiClemente, C. C.）が提案したモデルである。このモデルは，これまでの健康行動の変容に関する様々な理論のプロセスと原則を統合し，発展させたものである。本人のその行動に対するレディネス（準備性）に焦点を合わせ，本人が，現在どのステージにいるのかを見極め，そのステージに沿った介入方法を適用することで介入効果を高めるという考え方である。TTMは「行動変容ステージ」「行動変容プロセス」「意思決定のバランス」「自己効力感」の4つの要素から構成されている。

　「行動変容ステージ」は行動変容の段階であり，行動に対するレディネスの観点から5つのステージに分類される（図2-6）。人の行動が変わり，それが維持されるにはこの5つのステージを通るとしている。ステージの移行は，進むことばかりではなく，進んだり戻ったりする場合も多い。

　「行動変容プロセス」は，行動変容を起こす際に用いられる潜在的・顕在的

表 2-2　認知的・経験的プロセス

| プロセス | 内　容 |
|---|---|
| 意識の高揚 | 健康に関する情報により，不健康な行動を続けることで問題に対する認識を高める（気づいてもらう）。 |
| 感情的経験 | 非健康的な行動を続けることによる結果を知り，恐れ，不安，心配といったネガティブな感情を持つ。 |
| 環境再評価 | 不健康な行動を続けることや健康のために行動変容することが，周囲（人や物）に与える影響を再評価する（考える）。 |
| 自己再評価 | 不健康な行動を続けることや健康のために行動変容することが，自分に与える影響を再評価する（考える）。 |
| 社会的解放 | 健康行動に対する世の中の流れや変化に気づく。<br>健康的な行動変容を支援する方向に社会が変化している（機会や選択肢が増えている）ことを認識する。 |

表 2-3　行動的プロセス

| プロセス | 内　容 |
|---|---|
| 自己解放 | 行動変容することができると信じ，行動を変化させるための選択や他者への意思表示をする。 |
| 反対条件づけ | 問題行動の代わりになる健康的な考え方や行動を取り入れる。 |
| 援助的関係 | 行動変容のためにソーシャルサポート（社会的支援）を求めて使う。 |
| 強化マネジメント | 行動変容に対して自分自身に報酬を与えたり，他人からほうびをもらう。 |
| 刺激コントロール | 不健康な行動のきっかけとなる刺激を避けたり，健康行動のきっかけになる刺激を増やす。行動を起こしやすい環境づくりをする。 |

な活動である。各ステージを通過するために行う考え方や感情の変化であり，継続を促すために行う行為である。前半のステージでは主に経験から認識を変える「認知的・経験的プロセス（表 2-2）」が用いられ，後半のステージでは主に環境によって行動を変える「行動的プロセス（表 2-3）」が用いられる。

「意思決定のバランス」は，行動が変化することに対する個人の損得の判断を反映している。ヘルス・ビリーフモデルで示されたように，行動を起こすことの利益と障害を天秤にかけて，利益のほうが大きいと判断した際に行動を起こす。ステージとの関係では，後期のステージになるほど利益の知覚が強く，障害の知覚が弱い。

TTMにおける「自己効力感」は，特に行動を妨げることの克服，つまり，自分は不健康行動や望ましくない行動に戻らずにその状況に対処できるという，その状況に特異的な自信のこととして用いられる。自己効力感が高まることによって，行動変容ステージが後期に移行することにつながる。

# 健 康 心 理 士

## I. 健康心理士とは

　健康で心豊かに生きることは，人々の願いであろう。健康とは単に病気（疾病）にかかっていない，もしくは虚弱でないということだけではなく，身体的，精神的，社会的な福祉の状態にあることを示す。多くの地域コミュニティが脆弱化している状況の中，変化の激しい複雑化した現代社会では，人々は絶え間ないストレスに直面して，有効な対処が困難となり，適応できずに不健康な症状を示す者も少なくない。

　近年，精神的な健康課題のみならず，身体的健康を阻害する病気そのものの構造も変化している。移動（交通）手段や流通の発達に伴い，地球規模での感染症の発生・拡大が大きな課題となっている。また，がん（悪性新生物），心疾患などの生活習慣病が死因の中で大きな比重を占めている。基礎疾患を持つ人々は感染症罹患のリスクも高く，細心の注意を要する。生活習慣病の予防においては，健康に対する危険因子を日常生活の中でコントロールし，ライフスタイルを調整することが大切である。また，高齢社会を迎え，加齢に伴う健康上の課題を持つ人の割合も増加している。これによって国民医療費は増大し，各健康保険組合は，財政的危機に直面している。

　このような状況にあって，各個人が積極的に病気を予防し，健康の維持・増進を目指すことは，社会的目標ということができると共に，個人の日常生活の充実感や生きがい感の向上をもたらすことが期待できる。1980年代の欧米において，健康の維持・増進のためにも，疾病の予防と健康の回復のためにも，心理学の知識と技術が欠かせないことが明らかとなり，健康心理学が台頭した。健康心理学の専門的立場から，健康増進に関する社会的要請に応えることが求められたのである。

　健康心理士はその要請に応えるために誕生した。健康心理士とは，健康心理学を通して国民の健康の向上に貢献し，健康心理学の研究と実践の進歩と発展に資する健康心理学の専門家であると規定されている（一般社団法人日本健康心理学会認定健康心理士制度規則第1条参照）。心身の健康のスペシャリストとしての健康心理士の社会的役割は大きい。

## 2．認定健康心理士制度発足の経緯

　健康心理学は，個人，組織，地域社会の健康と疾病の予防や対策のために，心理学の知識と方法を応用する学問として1978年に米国で確立された。日本でも，1988年に日本健康心理学会が設立された。その後，着実に社会的に認知され，すそ野を広げている。

　日本健康心理学会では，学術大会開催や機関誌の発行などの健康心理学の情報発信活動の一環として，健康心理学の立場から心身の健康問題に対処できる実践的な技能を持った人材の養成が必要と考えられるようになった。

　そこで，健康心理学の専門家の養成を図る「資格問題検討委員会」を1994（平成6）年1月に設置し，常任理事会ならびに理事会と緊密に連携して慎重に審議を重ね，健康心理学について一定の学識と技能を有する者に対し，「日本健康心理学会認定健康心理士」の称号を付与し，その資格の認定を行うことを目指した。その結果，1996年11月に行われた日本健康心理学会総会において決議され，同日付をもって「認定健康心理士」に関する規則，細則，資格認定・更新手続細則，健康心理士倫理規定，倫理委員会規則，資格認定委員会規則，研究業等評価表を決定し，施行した。2004年3月には一部の大学学部，大学院に開設された健康心理学科，専攻等で健康心理学を習得した学生が卒業・修了する状況となるため，諸規則を改定し，資格認定の試験制度を導入することとなった（2003年11月理事会）。さらに，手続きの明確化のために細則の見直しを行った（2012年6月理事会）。そして継続してきた経過措置を終了し，細則を一元化した（2013年4月理事会）。その後も，制度の見直しを行い，規則および細則を改定した（2018年6月社員総会）。現行の各規定および規則は，日本健康心理学会ホームページ（https://kenkoshinri.jp）に掲載されている資格申請の手引きに記載されている。

## 3．認定健康心理士資格の種別

　資格認定は日本健康心理学会の認定健康心理士制度規則に基づいて行われている。日本健康心理学会の認定健康心理士の認定は「資格」の認定であって「免許」ではない。

　「免許」は，一定の「業務」の遂行に関して与えられるものである。例えば，医師免許所持者が医療行為を，自動車運転免許所持者が自動車の運転を行うことができるが，免許を有しない者は業務を行うことはできない。これを「業務独占」といい，それぞれ医師法，道路交通法などの法律に基づいている。これに対して「資格」は，個人の技術や経験を認定するもので，特定業務の「独占」を保証するものではない。認定健康心理士の業務独占が法的に確立されていない現状では，認定健康心理士は

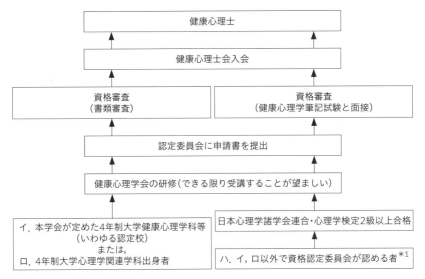

```
                    ┌─────────────────────────────────────┐
                    │              健康心理士                │
                    └─────────────────────────────────────┘
                         ↑                         ↑
                    ┌─────────────────────────────────────┐
                    │           健康心理士会入会              │
                    └─────────────────────────────────────┘
                         ↑                         ↑
        ┌─────────────────────────┐   ┌─────────────────────────┐
        │        資格審査          │   │        資格審査          │
        │      （書類審査）         │   │（健康心理学筆記試験と面接）  │
        └─────────────────────────┘   └─────────────────────────┘
                         ↑                         ↑
                    ┌─────────────────────────────────────┐
                    │       認定委員会に申請書を提出          │
                    └─────────────────────────────────────┘
                         ↑                         ↑
                    ┌─────────────────────────────────────┐
                    │ 健康心理学会の研修（できる限り受講することが望ましい）│
                    └─────────────────────────────────────┘
                         ↑                         ↑
        ┌─────────────────────────┐   ┌─────────────────────────────┐
        │ イ．本学会が定めた4年制大学   │   │日本心理学諸学会連合・心理学検定2級以上合格│
        │  健康心理学科等           │   └─────────────────────────────┘
        │  （いわゆる認定校）        │   ┌─────────────────────────────┐
        │    または，              │   │ハ．イ，ロ以外で資格認定委員会が認める者*1│
        │ ロ．4年制大学心理学関連学科出身者│   └─────────────────────────────┘
        └─────────────────────────┘
```

＊1：4年制大学心理学関連学科以外の出身者または健康心理学関連職場経験5年以上の者等

**図　健康心理士資格取得の手続き**

他の免許により独占されているものを除き，健康指導に関わる諸活動に携わることになる。

　認定健康心理士の種別は「健康心理士」「専門健康心理士」「指導健康心理士」の3種である。

　「健康心理士」は，健康心理学の基礎を習得したことを示す資格である。資格申請要件は，学校教育法に定める4年制大学の卒業生およびそれに準じる者であることが前提となっている。そのうえで日本健康心理学会が健康心理学修得の基準として示している大学学部のカリキュラムを含んだ健康心理学科等を卒業した者，または，心理学関連学科等を卒業し，資格認定委員会が認定するカリキュラムを履修した者，そして心理学関連学科以外の学部学科等の卒業者，もしくは健康心理学関連職場で5年以上の経験を有する者で心理学検定に合格した者とされている。それぞれに指定された必要な審査の手続きを経て認定される（図）。

　「専門健康心理士」は，日本健康心理学会の名誉会員，正会員で会員としての義務を果たし，会員たるにふさわしい者であることが前提となっており，健康心理学の実践に携わる専門性を有することが認められている。資格申請要件は，日本健康心理学会が大学院修士課程の健康心理学修得の基準として示しているカリキュラムを含んだ大学院健康心理学専攻等を修了した者，それ以外の大学院修士課程心理学

専攻等を修了した者, 健康心理学関連研究機関（公共機関等）で研究職, 教育職として5年以上勤務した者, とされており, それぞれに必要な審査の手続きを経て認定される。資格の有効期間は5年間であり, 指定された基準を満たす研修や研究実績を提示することにより, 更新することができる。

　「指導健康心理士」は, 健康心理学の高い専門性を有し, 指導的立場にあることを示す資格である。日本健康心理学会の名誉会員, 正会員で会員としての義務を果たし, 会員たるにふさわしい者であること, 専門健康心理士資格取得後5年以上が経過していることが前提となっている。そのうえで, 専門健康心理士資格取得後, 2本以上の健康心理学関連の著書, 論文があることと, 専門健康心理士取得後スーパービジョン等の指導の経験があることが申請要件となっており, 要件を満たした場合に資格認定委員会が実施する資格審査が行われる。資格の有効期間は5年間であり, 研究実績等を提示することにより, 更新することができる。

　各資格保有者は研修会参加や研究実績等の指定された要件を満たすことにより, 上位資格への昇格申請も可能となっている。

　各要件等は, 社会状況の変化に応じて今後見直される可能性も考えられる。資格申請を希望する場合は, 学会ホームページに掲載されている「資格申請の手引き」に示されている資格申請手続きの詳細を参照されたい。


### 4. 認定健康心理士の活動

　認定健康心理士は心理学的立場から健康の向上と維持およびその阻害要因の防除を目的として, それぞれの役割に応じて助言・勧告および援助活動等を行うことをその業務とする。基礎資格である健康心理士は, 専門業務を行うための準備を行う。専門健康心理士は, 健康心理に関連する職場等において健康心理学の研究を行い, 観察・テスト・面接など健康心理アセスメントと健康心理カウンセリング, 健康教育プログラムの作成・実施にあたる。指導健康心理士は, 健康心理の研究と教育および実践を進展, 普及させるために貢献し, 必要なときには健康心理学に関係する問題について行政に勧告し, 健康心理士, 専門健康心理士のスーパービジョンにあたる。

　個人または集団の健康の維持・増進と疾病の予防, 健康の回復に関わる健康心理学の研究・教育および実践は, 人間生活のあらゆる分野・あらゆる対象に行われなければならない。その分野は, 家庭, 学校, 地域社会, 職場, 医療, 矯正・司法, 福祉など広汎にわたる。また, 実践を行う対象は, 個人または集団として乳幼児から高齢者までの各年齢段階にわたる。

　各年齢段階での業務内容としては, 例えば次のようなものがあげられる。

乳幼児期：母子保健指導や子育て支援など

児　童　期：健康習慣の形成や学校保健，安全教育など

青　年　期：交通安全指導，飲酒・喫煙・性行動・薬物乱用・ネット依存など健康
　　　　　　リスク行動の改善・予防の指導

成　人　期：生活習慣の改善，運動習慣の形成，肥満防止，ストレスマネジメント

高　齢　期：高齢者特有の心理的問題の援助，支援ネットワークの形成，終末期の
　　　　　　心理的ケアなど

　健康心理学の知見を持ち，専門的技能や経験を持つ専門家としての職務を遂行することは，これからの社会に期待される健康心理士のあり方である。現時点では，日本健康心理学会によって認定される「資格」としての「認定健康心理士」であるが，広く心身の健康に関する知見と技能をもってその実績を高め，近い将来に健康管理に関する専門家として社会に定着することを目指している。

## 5．認定健康心理士の現状と課題

　健康心理学についての学びを深めて，認定を受け，資格を保有している認定健康心理士は，2022 年 1 月時点で約 1,300 名を超える。

　多くの健康心理士が，医療，企業，学校教育，福祉，保健，行政，司法矯正などの多様な現場で，健康心理学の実践活動を行っている。

　看護師・保健師・薬剤師・理学療法士・作業療法士・社会福祉士・精神保健福祉士・介護福祉士などコメディカルの人々が，各現場における健康心理学に基づく支援の重要性を認識し，資格を取得して，健康心理の専門的視点から支援の充実を図っている実践例が多くみられる。

　また，学校教育や地域行政に携わる人々が，健康教育の実施や対象者支援のスキルアップを目指して専門健康心理士資格を取得し，実践に活かしている事例もみられる。その他，子育て支援や障害児支援，高齢者支援などの対人援助の現場でも専門健康心理士が健康心理の視点を活かして活動している。

　活動の実践例は，日本健康心理学会のニューズレターに記載されている。健康心理学の実践活動についての書籍も出版されている（『シリーズ心理学と仕事 12　健康心理学』太田信夫（監），北大路書房，2017 年）。

　一方で，認定健康心理士資格の定着と拡大については，様々な課題もある。

　日本では心理職の国家資格化が長年の懸案となっていたが，2017 年に公認心理師法が全面施行となり，公認心理師が誕生することとなった。公認心理師は，保健医療，福祉，教育，司法，産業の分野で，心理学に関する専門的知識および技術を

活用し，心理面の支援を必要とする人の心理状態のアセスメントや，当事者および
その関係者の相談や助言指導，その他の援助および心の健康に関する啓蒙を行うと
されている。

　国家資格の誕生は，心理職を目指す人々への追い風となることが期待される。し
かし，設立された国家資格への志向性が今後も高まると想定されることから，認定
健康心理士資格をはじめ，これまで心理学の各分野で認定されてきた各種心理学資
格の存在意義が問われる状況になっているともいえる。国家資格の公認心理師免許
は，心理学の汎用資格と位置づけることができる。他方，資格保有者が心理職とし
て様々なフィールドでの実践を担うとき，幅広い心理学の中で必要とされる領域固
有の専門的な力量を蓄積するために研鑽を積み，専門性を高めることが求められる。
この点において，日本健康心理学会の資格認定制度の存在価値があるといえるので
はないだろうか。

　現代社会における健康志向は高まっており，ニーズに応えるための健康に対する
総合的な対応が求められている。今後，健康心理士の活動の場はさらに拡大すると
期待できる。

　認定健康心理士の情報共有などのためのネットワークとして設置されている健康
心理士会の活動もさらなる充実を図っていく必要がある。また，認定健康心理士が
より有用な資格となるよう，スキルアップのための研修会の充実を図ると共に積極
的に情報を発信し，社会状況の変化を見据えた対応も検討するなど，学会としての
サポートにさらに力を入れていく必要がある。

**【問い合わせ先】**
一般社団法人日本健康心理学会 認定事務局
E-Mail：jahp@pac.ne.jp

# 用語解説

## アクティベーション

ストレス反応は，副腎皮質から分泌される神経ホルモン「コルチゾール」と副腎髄質から分泌される「アドレナリン」に起因する。ストレス反応を抑えるための技法の1つであるアクティベーション（activation）とは，有酸素運動（aerobic exercise）を用いたストレス解消法である。

適度な有酸素運動はストレス状態を構成するストレス産物（stress products）のコルチゾールやアドレナリンを消費する。その結果，気分は爽快となりストレス状態はなくなる。運動がきついと，運動負荷によって別のストレス状態を生むので，対象者に合う適度な強度・持続時間の運動を選ぶことが肝要である。学校教育の場で行うのであれば，椅子取りゲームなどの楽しい運動や，リズム体操が推奨される。

リラクセーションやアクティベーションを用い，自力でストレス反応を軽減させる経験を積むことによって，いつどのような状況にも適応できる自信がつけば，ストレスマネジメントの基本スキルとなろう。（山田冨美雄）【第一部3－3】

## アサーショントレーニング

アサーショントレーニング（assertion training）とは，自他を尊重したうえで結果的に相手から望ましい反応を引き出すことをねらいとし，自分の意見に基づいて主張したり行動したりするための具体的な方略を学習することを目的とした技法である。アサーショントレーニングで扱われる相手への表出の仕方は，大きく3つに分けられる。攻撃的な表出である「アグレッシブ」，自分の表出を抑え込む「ノンアサーティブ」，攻撃的ではないが主張的であり，自他共に尊重する「アサーティブ」である。時には相手との関係性も踏まえながら，相手

の意見や考えを受け止めたうえで，自分の意見や気持ちを伝え，結果的に相手から望ましい反応を引き出し，適応的な対人コミュニケーションを図れるようにする。これらは適応的な対人スキルとして理解できることから，アサーショントレーニングはソーシャルスキルトレーニングの構成要素として実践されることが多い。（杉山智風）【第一部4－4】

## EAP（従業員支援プログラム）

EAPとはEmployee Assistance Programの略で，日本語では従業員支援プログラムと呼ばれる。米国の職場におけるアルコール依存対策として発展してきたことが始まりである。日本EAP協会によれば，「以下の2点を援助するためにつくられた職場を基盤としたプログラムである。①職場組織が生産性に関連する問題を提議する。②社員であるクライエントが健康，結婚，家族，家計，アルコール，ドラッグ，法律，情緒，ストレス等の仕事上のパフォーマンスに影響を与えうる個人的問題を見つけ，解決する」と定義されている。EAPは，厚生労働省が定める「労働者の心の健康の保持増進のための指針」における，メンタルヘルスケアに必要な4つのケアの1つである「事業場外資源によるケア」に該当する。現在の日本においては，EAPの活用は主に社外の機関との連携であり，近年の労働者の精神障害による労災認定が増加していることなどを受け，メンタルヘルス対策が中心となっている。（石川　智）【第二部3】

## 一次予防

予防は，一次予防，二次予防，三次予防に分類されている。厚生労働省の施策である「健康日本21」[1]では，一次予防を3つに分けている。まず，個人の生活スタイル

の改善を目指した健康増進（health promotion）である。これには，運動・身体活動の増進，適切な栄養摂取，喫煙教育，ストレスマネジメント教育などが含まれる。次に，環境における危険因子の削減を目指す健康保護（health protection）である。これには，職場の安全対策や環境衛生の改善などが含まれる。最後に，病気の発生の予防を目指す疾病予防（disease prevention）である。これには，予防接種など感染症予防の対策などが含まれる。

二次予防は，病気の早期発見と早期治療であり，そのために，健康診断やストレスチェックなどが行われている。三次予防は，病気の悪化防止とリハビリテーション，再発予防であり，機能回復訓練，職場復帰訓練などが行われている。（伊藤　拓）【第一部 7－3】

1 厚生労働省　2013　健康日本 21（総論）Retrieved from https://www.mhlw.go.jp/www1/topics/kenko21_11/s0.html（2022 年 8 月 18 日閲覧）

## 異文化間食育

異文化環境に移行してきた異文化滞在者を対象とした食育のこと[1]。一般的な日本人を対象として国内での適用を前提に開発された，ドメスティックな食育とは区別が望まれる。在日外国人に対し，日本的な基準で食行動の修正をかけることは必ずしも妥当でない。異文化圏の生育環境で育まれた食習慣があり，個人的な好みや癖だけで理解することは難しい。習慣や宗教的規範が栄養的必要に優先したり，食糧事情が厳しかったり，栄養教育や食育の発想が一般的でなかったりする場合もある。異文化受容の度合いや，異文化と母文化の併存状況によっても，ホスト食を取り入れる割合やその規範を受け入れる度合いは変わる。母文化の食には，アイデンティティの維持や文化交流という心理的な意味もある。在外日本人には，現地の環境のもとで身につけた食育を応用することが必要になる。異文化環境で自らの健康を構築する知識や技術，姿勢の構築の支援が求められる。（田中共子）【第一部 5－2】

1 Tanaka, T. (2018). Cross-cultural Health Psychological Perspective of Eating Behaviors: Developing Cross-cultural Dietary Education for Sojourners. 文化共生学研究, *17*, 95-104.

## 異文化適応

異文化圏への環境移行に伴って心理的な混乱を生じるが，次第に新環境に慣れていくこと。人間の環境への順応と成長を，過程性の変化として捉えている。心理的適応と社会文化的適応に分ける場合，前者は心理的な安寧，後者は当該社会の社会文化的文脈への馴化を意味する[1]。ただしこれらの適応の相関は限定的といわれ，どのような適応を重視するかは異文化滞在者の選択による。異文化適応の測定指標としては，心理的にはメンタルヘルスや満足など，社会的には文化受容，課題達成，対人ネットワークなど様々で，目録方式の複合的な指標も使われる。異文化適応の過程でみられるカルチャーショックは，異文化環境へのとまどいによる否定的な反応の総称である。母文化への再適応に伴う混乱は，逆カルチャーショック（またはリバースカルチャーショック，リエントリーショック）と呼ばれ，カルチャーショックの逆パターンとして注目される。（田中共子）【第一部 5－2】

1 Ward, C., & Kennedy, A. (1999). The measurement of sociocultural adaptation. *International Journal of Intercultural Relations*, *23*(4), 659-677.

## ASD，PTSD，PTG

米国精神医学診断基準や WHO の診断基準は，災害などの心的外傷体験によって，多くの人に不安，うつ，混乱，怒り，睡眠障害，回避行動などの急性ストレス障害（ASD: acute stress disorder）が現れるとしている。通常は時間経過と共に症状は弱くなるが，症状が長期化したり，半年経過後から新たな症状が現れることがある。これは

心的外傷後ストレス障害（PTSD：post-traumatic stress disorder）と呼ばれ，種々の治療法の開発が進んでいる。トラウマ体験後早期に適切なケアが行われると ASD から PTSD への移行は阻止できる。早期のストレスマネジメント教育によって 1 年半後の PTSD 発症を抑えられるとする資料もある [1,2,3]。

PTSD 症状を呈した後，他者支援や教育プログラムによって回復した人が，トラウマ体験前より精神的な成長を果たす事例も報告され，心的外傷後成長（PTG：post-traumatic growth）と呼んで災害後のケアのあり方や教育プログラムづくりに活かす取り組みや研究が行われている。（山田冨美雄）【第一部 3 − 3】

1 服部 祥子・山田 冨美雄（共編著）（1999）.『阪神淡路大震災と子どもの心身』 名古屋大学出版会
2 生理人類学会ストレス研究部会（1998）. 震災ストレスケアマニュアル（小学校版）https://psychologist101.com/psyh/wp-content/uploads/2021/05/ 震災ストマニュアル V 11.pdf（2022 年 6 月 6 日閲覧）
3 山田 冨美雄（2016）.「自分を知ろうチェックリスト」を用いた被災児のストレス評価 ── 被災した子どもたちのストレスとの対処 日本心理学会（監修） 安藤 清志・村井 豊（編） 震災後の親子を支える：家族の心を守るために（pp.17-31） 誠信書房

## 介護サービス

要介護者に対し，介護保険制度で定められている生活支援サービスである。居宅，施設，地域密着型のサービスがある。サービスの適用はケアプラン★に基づいてなされる。サービス内容は利用者の生活に関わる援助が基本であり，家族のための援助は含まれないが，そのことが葛藤の要因となることもある。例えば居宅での生活援助で，利用者へ食事を提供するついでに家族の分もまかなうようお願いされるというような場合である。また，症状の進行を防ぐために簡単な調理は利用者がすることになっていても，利用者に食事を作ってほしいとお願いされることもある。このように制度の枠組みや利用者の希望（利用者本位）と自立支援との間で葛藤が生じることも多い。（奥田訓子）【第一部 7 − 5】

★ ケアプラン：利用者の介護度や症状，家族の状況や希望を踏まえ，利用者に対する支援の方針や課題から介護サービスの目標と内容をまとめたケアマネージャー（介護支援専門員）が作成する計画書。

## 研修医

研修医の制度は平成 16（2004）年より医師臨床研修制度として明確化されたシステムである。昭和 21 年に実地修練制度（インターン制度）が創設され，医師国家試験受験資格を得るために卒業後 1 年以上の実地修練を行うことが義務化された。その後，昭和 43 年には実地修練制度は廃止され，臨床研修制度（医師免許取得後に 2 年以上の臨床研修を行う努力義務）が誕生し，平成 16 年より現行の制度が必修化された。現行の制度では，医師国家試験に合格し医師免許（歯科医師免許）を取得した後に，国の指定を受けた医療機関において 2 年以上の研修を行うことが医師法により定められ，研修医の間に，様々な診療科を経験することも定められている。なお，研修医 2 年目までを初期研修医，2 年目以降の研修医を後期研修医と呼ぶこともある。初期研修医の場合，数か月のスパンで多様な診療科で指導医（初期研修医を指導する立場の医師）から指導を受けながら，患者の診療を担当することもある。こうした中，特に初期研修医の場合，医師としてのストレスに加え，学生から社会人へ移行することなど，大きなライフイベントを迎えることから特別なストレスに晒され，メンタルヘルス上のリスクが高いことが指摘されている [1]。（川蔦圭輔）【第一部 7 − 2】

1 渋谷 恵子（2014）. 医師・看護師養成プロセスにおけるメンタルヘルス調査 ── 自殺予防プログラムの構築を目的として 心身医学, 54, 431-438.

## ケースフォーミュレーション

認知行動療法では，個人と個人を取り巻

く環境との相互作用によって問題が生じるという観点から，問題の解決や改善を試みるという視点を持っている。問題の成り立ちを理解するためには，アセスメントによって，生物的，心理的，社会的側面から収集した情報を統合し，問題を維持させている悪循環に関する仮説を立てる。仮説はクライエントと共有し，共に介入方針を決め，仮説の検証と修正を繰り返していく。こうした一連の手続きを，ケースフォーミュレーション（case formulation）と呼び，機能分析の考え方を基盤とする。すなわち，「問題を引き起こす刺激（A）－刺激によって引き起こされた反応や行動（B）－結果（C）」の三項随伴性が不適応行動を形成し，維持しているとみなす。臨床実践では，こうして立てられた仮説をクライエントと共有しながら，悪循環のどの要因にどのようなアプローチをしていくかを検討する。そして，記録などと照らし合わせながら，仮説検証と修正を繰り返すことで，効果的な支援を行っていく。(杉山智風)【第一部 7 - 3】

## コーチング[1]

　コーチングとは，人の潜在能力を解き放ち最高の成果をあげさせることである。そして，教えるのではなく，自ら学ぶことを助けるものである。コーチングは，個人指導や指示の形式で，ただちに業績を改善させることや技能を向上させることを第一の目標とする。例えば，仕事に関してコーチングを使用する機会としては，スタッフの動機づけ，評価および考課，権限委譲，任務の遂行，問題解決，計画と見直し，人間関係の諸問題，スタッフ育成，チームづくり，チーム作業などがあげられる。コーチングは，扱う任務や問題の内容がどのようなものであれ，相手の自己信頼を育てることを常に第一のゴールとして，相手に働きかける必要がある。また，コーチングは，こういう状況にはこう応用すると厳密に決められている，単なるテクニックではない。どのようにマネジメントを行うか，人をど

う扱うか，どう考えるか，どう生きるかの問題である。(清野純子)【第一部 7 - 1】

1 Whitmore, J. (2002). *Coaching for performance: Growing people, performance and purpose.* Nicholas Brealey Publishing. (清川幸美 (訳) (2003). はじめてのコーチング(pp. 21-36) ソフトバンクパブリッシング)

## コーピングスタイル

　コーピングスタイルとは，人々が予想される変化や経験の変化に，個別的に対処する素因となる永続的な性格特性を示す。コーピングスタイルは，不快感を軽減し，自分のコントロールの及ばない環境変化に適応するための，特徴的な行動方法と考えることができる。感情的に健康な人も，その人にとって好ましいと感じられる，外向型か内向型のコーピングスタイルを持っている。コーピングスタイルは患者に限った現象ではなく，これは精神病理学の用語ではない。ただし，このコーピングスタイルが，極端に悪化した場合，例えば他者を異常に非難する，自己を異常に非難する等がみられたり，不安定になったり，固定してしまって一切曲げられないような場合には，精神病理につながる可能性がある。なお外向型コーピングスタイルの人においては，衝動性や社会的地位を好む，すぐ感情的になりがち，問題の責任を自分の外側に帰属するなどの性格傾向が認められる。内向型コーピングスタイルの人には，衝動性が少ない，決断力に欠ける，自己点検や自己制御が目立つ，問題を内側（自己責任）に帰属するなどの性格傾向がある。(金原さと子)【第一部 7 - 4】

## コンサルテーション

　コンサルテーションとは，異なる専門性を持つ者が，発生している問題状況に対して相互に話し合い，より良い支援のあり方について検討を行うプロセスを指す。自身の専門性に基づいて他の専門家を支援する立場の者を「コンサルタント」，支援を受け

る者を「コンサルティ」と呼ぶ。コンサルタントとコンサルティの間には上下関係や主従関係はなく，お互いの専門性を尊重しつつ，問題状況に対する対応策を検討するための協働関係が存在している。コンサルテーションの中でも特に，行動理論を背景として，コンサルティおよびクライエントの抱える問題の解決を主な目的とする手続きを行動コンサルテーションと呼ぶ。行動コンサルテーションは，問題の同定，問題の分析，介入の実施，介入の評価という手続きを経て行われる。特に学校現場においては，児童生徒の抱える問題行動に対して教員をコンサルティとして実施され，教員の行動変容を通じて，間接的にクライエントである児童生徒の行動変容に寄与するとされている。(小関俊祐)【第一部5 - 3】

## 三項随伴性

三項随伴性とは，行動の前にあった事象や環境条件である「先行事象（antecedents）」，「行動（behavior）」，行動の直後に生じた事象や環境の変化である「結果事象（consequences）」の3つの項目の随伴関係を指す。三項随伴性はオペラント条件づけの原理に基づき，特定の先行事象の後に自発的に生起した行動に，特定の結果事象が随伴することによって，同じような先行事象がその行動の生起頻度に影響を及ぼすことを説明している。また，行動の生起頻度が増加もしくは維持するような行動と結果事象の随伴関係を強化といい，行動の生起頻度が減弱するような行動と結果事象の随伴関係は，弱化（もしくは罰）と呼ばれる。三項随伴性の枠組みを基盤とした支援の基本方針として，不適応行動に影響を与えている先行事象と後続事象をアセスメントしたうえで，先行刺激の調整，代替行動の獲得，後続刺激の調整を行うことがあげられる。(杉山智風)【第一部5 - 3】

## 自己効力感（セルフエフィカシー）

自己効力感（self-efficacy）とは，ある結果を生み出すために必要な行動をどの程度うまく行えるかという確信のことである。提唱者のバンデューラ（Bandura, A.）によれば，人はある行動を起こすときに，その行動がどのような結果を生み出すかという結果予期と，その行動をどの程度行うことができるかという効力予期を行う。行動の生起には結果予期よりも効力予期が重要であり，効力予期を知覚することを自己効力感という。自己効力感を高めるためには，成功体験による達成感を得る，他人の行動をモデリング（観察）する，他人から言葉がけをもらう，成功につながる生理的状態を感じ取ることが有効である。自己効力感は，行動の動機づけと行動の生起に強い影響を与えるため，健康心理学では健康行動の形成に重要な概念とされている。介入プログラムの実施や効果指標の開発も非常に多く行われており，健康心理学だけでなく，臨床，スポーツ，教育など幅広い領域で有効性が示されている。(永峰大輝)【第一部1 - 2，第二部3】

## 自動思考

自動思考とは，意図して考えようとしていないのに，日常生活で，私たちの心に浮かぶ，一連のポジティブおよびネガティブな思考のことである[1]。自動思考は，認知療法のベースとなる認知モデルの構成概念である。認知モデルが想定する認知システムには，深層レベルのスキーマから，表層レベルの思考（自動思考）までの異なる認知がある。スキーマとは，蓄積された情報を組織化した認知構造のことであり，私たちが経験する出来事や様々な刺激などの情報を処理する際の枠組みになる。スキーマは深層レベルにあるため，普段は潜在化している。不適応的なスキーマを持つ人が，ネガティブな出来事などを経験すると活性化し，歪んだ情報処理が行われる。この活性化のときに，ネガティブな自動思考が多く生じ，精神病理が進展していくとされる。(伊藤　拓)【第一部7 - 3】

1 Beck, A . T., & Dozois, D. J. A. (2011). Cognitive therapy: Current status and future directions. *Annual Review of Medicine, 62*, 397-409.

## 情報リテラシー

情報リテラシーとは，ALA（米国図書館協会）によれば「情報が必要なときにそれを認識し，効果的に必要な情報を探し出し，評価し，利用するための一連の能力」と定義されている。日本における情報リテラシーの説明ではIT機器を自在に扱う能力を指すことがあるが，これはコンピュータリテラシーに該当するため，情報リテラシーとは別の概念である。現在，情報はテレビや雑誌，インターネットをはじめとした様々な媒体を通じて入手することができる。一方で，より多くの情報が制限をかけずに発信され，個人の手にわたるようになり，情報の信頼性，妥当性，有効性について大きな課題となっている。健康心理学においても，健康に関する適切な情報の収集は重要視されている。多くの情報媒体にはエビデンスに基づく適切な情報だけでなく疑似科学もあふれているため，これらを見分けるためにもリテラシーを高めることが求められている。（永峰大輝）【第一部 6 － 1】

## ステージモデル[1]

行動へのプロセスをモデル化したものをステージモデルという。連続性モデルに含まれる要素を含んでいるが，時間軸が組み込まれているところが，ステージモデルとされるところである。ステージモデルには，トランスセオリティカルモデル，健康行動プロセスアプローチ（HAPA）がある。（片山富美代）【第二部 4】

1 戸ヶ里 泰典・福田 吉治・助友 裕子・神馬 征峰（2018）．健康教育・ヘルスプロモーション領域における健康行動理論・モデルの系統と変遷　日本健康教育学会誌, *26*(4), 329-341.

## ステレオタイプ

ステレオタイプ（stereotype）は，米国のジャーナリストであるリップマン（Lippmann, W.）が『世論』（1922年）で論じて以来，社会心理学の重要な概念となっている。ステレオタイプとは，他者を性別や人種，年齢などの社会的カテゴリーに分類し，そのカテゴリーに対して抱く過度に一般化され画一化したイメージや信念を指す。ステレオタイプには，「黒人は攻撃的である」といったネガティブなものから「イタリア人は陽気である」といったポジティブなものまで含まれる。ステレオタイプは，私たちの脳が社会にあふれる膨大な量の情報を単純化して処理し，判断する際に用いる便利なショートカットである。こうしたステレオタイプを他者に当てはめて判断することをステレオタイプ化という。ステレオタイプに基づいた信念や態度は，やがて無意識の偏見となる。無意識の偏見は自覚できないため自制することが難しく，本人が意識しないところで行動や意思決定に影響を与え，時には差別につながる。（松田チャップマン与理子）【第一部 4 － 2】

## ステレオタイプ脅威

ある個人が属する集団にネガティブなステレオタイプが結びつけられているとき，自分はそのステレオタイプに基づいて評価されてしまうのではないかという懸念が高まり，その懸念に一致して成績が下がってしまう現象をステレオタイプ脅威（stereotype threat）という。例えば，「女性は数学が苦手だ」「白人は黒人と比べて運動神経が鈍い」といったステレオタイプが活性化することで不安が生じ，その不安に縛られると，学業やスポーツで実力を発揮できず，実際に成績が落ちてしまうことが明らかになっている[1]。ステレオタイプ脅威は，ストレスを引き起こし，その結果不安やネガティブな感情を生み出すことがわかっている。さらに，脳のワーキングメモリ（情報を一時的に保ちながら処理するためのシステム）にステレオタイプ脅威が負の影響を与えることも示されている。人は

ステレオタイプ脅威に晒され自己価値に脅威を感じるとき，ワーキングメモリの機能が低下するとされている。(松田チャップマン与理子)【第一部 4 - 2】

1 Steele, C. M., & Aronson, J. (1995). Stereotype threat and the intellectual test performance of African Americans. *Journal of Personality and Social Psychology*, 69, 797–811.

## ストレスコーピング

ストレスコーピング(対処)とは，日常で経験するストレスフルな状況をうまく扱うための認知的・行動的な努力のことである。ストレスコーピングは，問題焦点型対処と情動焦点型対処に分けられる。問題焦点型対処は，ストレスフルな状況を解決するための具体的な原因究明と対処を行うため，問題のコントロールが可能な場合に有効である。情動焦点型対処は，ストレスフルな状況から生じた不快な情動の調節や軽減を行うため，問題のコントロールが難しい場合に有効である。最近の研究では，ストレスコーピングは様々な方法でたくさん行うよりも適した内容と質で行うことや，自分で選んだコーピングに対して満足感を感じることが重要であると報告されている。また，ストレスフルな出来事が起きた後，もしくは目前に迫っている場合のコーピングだけでなく，遠い将来に起きそうな出来事についてもコーピングを行うことが重要であるといわれている。(永峰大輝)【第二部 1】

## ストレスファーストエイド

近年，消防士や救急隊など緊急事態下で他者を救援する職業に就いている者が，職務上のトラウマ体験に晒されたことで被る惨事ストレスへの関心が高まっている。ストレスファーストエイド(stress first aid)は，惨事ストレスが長期的あるいは深刻な問題に発展しないよう，ストレス反応からの回復を促進することを目的としている。ストレスファーストエイドでは，外部の医師や心理士等によるサポートを即座に受けることよりも，対象者が経験した出来事を容易に語れるよう，同僚や隊員リーダーなどのピアサポートを重視している。また，PTSDの発症につながるような出来事を経験している対象者の安全性を確保するため，介入は1対1で行われることや，ストレス反応からの回復状況を確認し，回復効果を促進するために継続的なモニタリングが実施される。ストレスファーストエイドは，一人ひとりの状況に合わせて個別的に行われるため，画一的な解決策はない。(石川智)【第一部 7 - 4】

## ストレスマネジメント

ストレス状態から自力で抜け出すために，ストレスを科学的に理解し，ストレス状態にならないよう予防し，ストレス状態になっても的確に対処できるスキルを身につけること。

ストレスの原因となるものをストレッサー，結果として現れる諸症状をストレス反応と呼ぶ。ストレッサーには物理化学的なもの，生活空間に散在する環境要因，人間関係に起因するものがある。ストレス反応は，脈拍数の増加や発汗などの身体症状として現れるが，これは自律神経系の交感神経の興奮によるものである。また，イライラ，不安，混乱，憂うつなどの精神症状としても現れる。さらにはストレッサーから回避したり，乱暴に振る舞ったりする行動面の症状もある。ラザラス(Lazarus, R. S.)は，ストレスの原因に早い目に気づき，適切な対処をとるように準備することが大切だと述べている。(山田冨美雄)【第一部 3 - 3】

## セルフ・コンパッション

セルフ・コンパッション(self-compassion)とは，ネフ(Neff, K.)[1] が仏教思想に着目して概念化したもので，日本語では自分への思いやりなどと訳される。セルフ・コンパッションは，「苦痛や心配を経験したときに，自分自身に対する思いや

りの気持ちを持ち，否定的経験を人間とし
て共通のものとして認識し，苦痛に満ちた
考えや感情をバランスがとれた状態にして
おくこと」と定義されている。セルフ・コ
ンパッションは3つの要素から構成されて
いる。1つ目は自分への優しさ（self-
kindness）であり，自分が苦痛を感じるよ
うな状況において，自分に対して批判的に
ならずに優しく接することである。2つ目
は共通の人間性（common humanity）であ
り，失敗することや困難な状況に直面する
ことは，自分だけが経験しているのではな
く，他者も同じように経験をしていると認
識することである。3つ目はマインドフル
ネス（mindfulness）であり，今現在感じて
いる苦しみにだけ注目するのではなく，俯
瞰的な視点に則りバランス良く物事を捉え
ることである。（石川　智）【第一部4－3】

> 1　Neff, K. (2003). Self-compassion: An
> alternative conceptualization of a healthy
> attitude toward oneself. *Self and identity*,
> *2*, 85-101.

## ソーシャルキャピタル

　人々の協調行動を活発にすることによっ
て社会の効率性を高めることができるとい
う考え方であり，「物的資本（フィジカル
キャピタル）」や「人的資本（ヒューマン
キャピタル）」と並ぶ新しい概念である。
ソーシャルキャピタル（social capital）は直
訳すると「社会資本」となるが，電気や水
道・道路など人々の生活に必要不可欠な
ハード面の資本（インフラストラクチャー）
とは意味が異なり，人間関係の豊かさこそ
社会の資本と捉えるソフトな概念であるた
め「社会関係資本」「人間関係資本」と意訳
されることが一般的である。「信頼」「規範」
「ネットワーク」といった社会組織に特徴的
な資本の重要性を説いた考え方であり，米
国の政治学者パットナム（Putnam, R. D.）
によって定義された。ソーシャルキャピタ
ルが蓄積された社会では相互の信頼や協力
が得られるため，他人への警戒が少なく，
治安・経済・教育・健康・幸福感などに良

い影響があるとされている。（江藤　佑）【コ
ラムB－1】

## ソーシャルサポート

　健康心理学におけるソーシャルサポート
（social support）への関心は，対人的なつな
がりの豊かさによって死亡率が変わるとい
うバークマン（Berkman, L. F.）らによるア
ラメダ研究から高まった。ソーシャルサ
ポートとは，家族，配偶者，友人，同僚，
専門家など，個人を取り巻く様々な他者や
集団から提供される心理的，実体的援助の
総称である。特に健康行動を行ううえで社
会的環境の中での支援が，健康行動の維
持・継続に役立つとされる。社会的環境と
して，その多くは家族の協力として表すこ
とができる。ソーシャルサポートには，ス
トレスが高くなるとその衝撃を緩和する効
果を持つ緩衝効果と，ストレスの高さに関
係なくストレスを和らげる直接効果がある
とされる。健康行動を持続させるうえで障
害となるもの（ストレッサー）に対して，
ソーシャルサポートが充実している場合は，
ストレッサーに対して前向きに捉えたり，
対処したりすることができるとされている。
（杉山　功）【第一部1－3】

## ソーシャルスキルトレーニング

　ソーシャルスキルトレーニング（social
skills training: SST）は，社会的スキル訓練
や社会生活技能訓練とも呼ばれる，ソー
シャルスキルの獲得や遂行，誤学習された
スキルの修正などを目的とした一連の技法
を指す。SSTの実施に際しては，あらかじ
めアセスメントを行うことで，獲得を目指
す行動であるターゲットスキルを選定す
る。アセスメントにおいては，機能分析な
どの手続きを用いながら，未学習が想定さ
れる場合には新しいソーシャルスキルを
ターゲットスキルとし，誤学習が想定され
る場合には不適応行動と同じ機能を持つ適
応行動をターゲットスキルとして決定する
ことが多い。また，対象者を取り巻く環境

との相互作用をアセスメントし，SSTによって習得したソーシャルスキルを遂行することで環境から期待した反応を引き出すことができたという，強化子の獲得を経験できるように調整する。これによって，SSTで学習したソーシャルスキルを日常生活へ維持もしくは般化させることが可能となる。(杉山智風)【第一部4－4，5－3，6－1】

## タイプCパーソナリティ

タイプCパーソナリティは，様々ながん種の患者に比較的共通して認められるパーソナリティとしてテモショック（Temoshok, L.）とドレイア（Dreher, H.）が提唱した。Cはcancer（がん）の頭文字から命名された。タイプCパーソナリティには，①怒りを表さず自身の感じている怒りにも気づかない，②不安，恐れ，悲しみといったネガティブ感情も感じにくく，表に出すことも少ない，③忍耐強く控えめで穏やかな態度である，④他人からの要求を満たすために自己犠牲的になる，という4つの特徴がある。これらの特徴をまとめて，他人を強く意識する人，病的に親切で好意的な人などと表現されることがある。以上のように，不快な感情を抑制しストレスが蓄積することによって，副腎皮質ホルモンの過剰分泌が続き，免疫の働きが悪くなると考えられている。近年では，タイプCパーソナリティの構造が不明確であることや，測定方法の不十分さが指摘されており，今後の研究が期待されている。(永峰大輝)【第二部1】

## タッチング

タッチング（touching）とは，触れること，または身体接触を用いたケアの総称である。触れることは相手の存在を肯定する行為であり，特に母子間のタッチングは相互的な関係性を持つことで快感情につながり，愛着を形成するうえでも重要である。触れられることに対する恐怖や嫌悪を感じる人もいるため，触れ始めは肩や背中といった身体の外側で抵抗が小さい場所から

触れるなど，タッチングを行う際には事前の丁寧な説明や同意が不可欠である。最近の研究では，タッチングはオキシトシンやC触覚線維と関連することが明らかになっている。オキシトシンは，出産時の子宮収縮や母乳の射乳反射を促すホルモンであるだけでなく，神経伝達物質としてストレスや痛みの低減，他者に対する共感や信頼感の向上などに効果をもたらす。C触覚線維は，ゆっくりとした軽い皮膚刺激に反応し，自己の意識や感情にかかる島皮質，視床下部などにつながっており，自律神経のバランスを整え自己の存在感を高めることが報告されている。(百瀬太喜)【第二部3】

## トランスセオレティカルモデル（TTM）

トランスセオレティカルモデル（transtheoretical model: TTM）は，プロチャスカ（Prochaska, J. O.）らにより提唱された健康変容のモデルである。変容ステージ，変容プロセス，意思決定バランス，自己効力感という4つの概念を用いた複合的モデルである。変容ステージでは，対象者の変化に向けての準備状態が，次のような5ステージに分けられている。①前熟考（無関心）期：6か月以内に行動変容に向けた行動を起こす意思がない。②熟考（関心）期：6か月以内に行動変容に向けた行動を起こす意思がある。③準備期：1か月以内に行動変容に向けた行動を起こす意思がある。④実行期：行動変容を起こしているが，その継続が6か月未満である。⑤維持期：行動変容の継続が6か月以上。これらの行動変容の段階で生じる恩恵と負担の違いを意思決定バランスとして，行動変容の実行に対する自信を自己効力感として評価する。ステージの移行や継続のための方略は10種類の変容プロセスとしてまとめられている。(杉山功)【コラムA－2】

## 動機づけ面接

動機づけ面接（motivational interviewing: MI）は協働的なスタイルの会話によって，

クライエントが自ら変化する動機づけを高め，コミットメントを強めていくための援助をする面接技法である[1]。MIは強化と弱化によってクライエントに特定の変化を強要する技法だと誤解されることがあるが，実際には穏やかな雰囲気の中で，パートナーシップ，受容，引き出すこと，思いやりを重視し，クライエントの自律性を尊重する人間中心のカウンセリング・スタイルである。援助場面での一般的な会話を指示的なスタイルから追従的なスタイルへの連続体として考えたとき，それらの中間にガイド的なスタイルがある。MIはこの連続体の中で，おおよそガイド的な位置に存在しており，ガイド・スタンスで変化に関する両価性（あることを望む状態と望まない状態が同時に存在すること）に由来する問題を扱う。クライエントの同伴者となり，聞き上手で，必要なときには専門的な知識を提供する。手伝い過ぎもせず，手助けが少な過ぎもしない。MIは訓練を通して身につけることが可能であり，1,200以上の膨大なエビデンス（比較研究は900以上）が存在する[1]。セルフケアの心理学的支援を行う際には習熟しておきたい面接技法である。(東海林 渉)【第一部1-1】

1 Miller, W. R., & Rollnick, S. (2013). *Motivational interviewing: Helping people change* (3rd edition). Guilford Press.（原井宏明（監訳）(2019). 動機づけ面接［第3版］上・下　星和書店）

## トラウマ

医学では外傷のこと。心理学では，心の傷，心的外傷を指す。大切な人や物，ペットなどを失うことによる「喪失」体験や，死を覚悟する「恐怖」体験が原因となる。また，地震や津波・風水害などの自然災害，人身事故，犯罪，ハラスメントを起因として生じ，記憶や認知機能にダメージを与える。

フロイト（Freud, S.）の精神分析学では，トラウマ（trauma）は最重要概念で，神経症やヒステリーなどの背景にトラウマを忘れたいという無意識のはたらきが強く関係するとしている。

米国精神医学診断基準DSM-5では，トラウマに起因する不安や混乱などの激しい心の症状を急性ストレス（障害）と呼ぶ。この状態が長引き，過覚醒（睡眠障害），不安行動，回避行動，記憶障害などにより日常生活に支障が及ぶと，心的外傷後ストレス障害(post-traumatic stress disorder)とみなす。(山田冨美雄)【第一部3-3】

## 妊孕性（にんようせい）[1,2]

妊娠する・妊娠させる力や妊娠のしやすさのことを妊孕性という。妊孕性は生殖機能とほぼ同義とされ，男女における妊娠に必要な臓器（精巣，子宮・卵巣），配偶子（精子，卵子），機能（勃起・射精，排卵・着床）の状態に影響を受けるとされている。また，妊孕性は加齢により低下することが指摘されている。女性の加齢と不妊症の関係について，避妊法が確立されていない17～20世紀における女性の年齢と出産数の変化について調べた研究によると，出産数は30歳から徐々に減少し，35歳を過ぎるとその傾向は顕著になり，40歳を過ぎると急速に減少する。このような年齢の上昇による妊孕力の低下は，必然的に不妊症を増加させることになる。具体的には，不妊の頻度は25～29歳では8.9%，30～34歳では14.6%，35～39歳21.9%，40～44歳では28.9%と報告されており，30歳から不妊症が増加，つまり自然に妊娠する確率が下がっていることが指摘されている。(割田修平・松田チャップマン与理子)【第一部1-5】

1 公益社団法人日本産科婦人科学会　No.105 女性のがん サポーティブケア　17. 妊孕性の低下　Retrieved from https://www.jaog.or.jp/note/17. 妊孕性の低下/（2022年3月31日閲覧）
2 一般社団法人日本生殖医学会　生殖医療Q& A　Retrieved from http://www.jsrm.or.jp/public/funinsho_qa22.html（2022年3月31日閲覧）

## 認知再構成法

認知再構成法（認知的再体制化）とは，認知に伴って感情が変化することを知ると共に，認知の多様性を知ることで，クライエント自身が適応的な状況をつくり出せるように援助するための認知行動療法の一技法である。ベック（Beck, A. T.）の認知モデルにおける，うつ病患者の精神および身体症状は認知によって説明できるという観点に基づき，元来はうつ病の治療として開発されたが，現在では様々な対象に用いられている。認知再構成法では，ある出来事に対して自動的に頭に浮かぶ考えである，自動思考を主に取り扱う。さらに，出来事に直面してから最初に浮かぶ自動思考だけではなく，ある状況に対して様々な考え方や可能性を検討したうえで，結果として楽な感情や適応的な行動が生起することに気づくことをねらいとしている。認知再構成法によって機能的な認知に気がつくことで，自分や周囲にとって適応的な行動を選択し，クライエント自らが適応的な状況をつくり出すことを目指す。（杉山智風）【第一部 7 - 3】

## バーンアウト（燃え尽き症候群）[1]

昨日まで意欲的に働いていた人が，今日はその意欲が失せたように，いわば燃え尽きたように働かなくなる，または，働くのを厭うようになることである。そして，模範的な組織人として評価を得ている人ほど，その虜になりやすいといわれている。マスラック（Maslach, C.）は，バーンアウトとは，「極度の身体疲労と感情の枯渇を示す症候群」であると述べている。また，心身の症状以外にも，逃避的・卑下的になったり，思いやりを欠くようになるなどのバランスを欠いた行動を伴うことがある。さらに，職場の人間関係がうまくいかなくなり欠勤したり，仕事を辞めてしまうこともある。イワンスビッチ（Ivancevich, J.）とマチソン（Matteson, M.）は物よりも人を相手にする仕事のほうが何かと気疲れであると

指摘している。人に対すると相手の気持ちを気遣ったり，その気紛れに振り回されたりするからである。そのため，医療や福祉，教育など人が人に対してサービスを提供している職場ではバーンアウトも多くなる。（清野純子）【第一部 7 - 1, 7 - 5】

1 田尾 雅夫・久保 真人（1996）．バーンアウトの理論と実際 ── 心理学的アプローチ（pp.3-6）誠信書房

## パワーハラスメント

2020 年 6 月からパワハラ防止法が施行されるなど，労働者をパワハラから守ることが求められる。パワハラは，職場において，①優越的な関係に基づいて，②業務の適正な範囲を超えて，③身体的もしくは精神的苦痛を与えること，または就業環境を害することと定義される。具体的には，身体的な攻撃（暴力や傷害など），精神的な攻撃（脅迫や暴言など），人間関係からの切り離し（隔離や仲間外し，無視など），過大な要求（遂行不可能な要求など），過小な要求（能力に見合わない過小な要求），個の侵害（私的なことへの過度な立ち入り）があげられ，これはパワハラの 6 類型と呼ばれる。パワハラに該当するか否かの評価には，①〜③に該当するか否かを評価すると共に，パワハラの 6 類型について精査する必要がある。判断は難しいが，例えば，命を落としそうな局面では「気をつけろ！ 死ぬぞ！」と怒鳴ることは，業務の範囲内（業務妥当性がある）と評価されることもある。（山蔦圭輔）【第一部 7 - 2】

## ビリーフ（価値・信念）[1]

ABC 理論におけるビリーフは論理療法の中心概念である。エリス（Ellis, A.）により提唱された心理療法である論理療法では，人間の悩みは出来事や状況に由来するのではなく，出来事をどう受け取るかという認知の仕方に左右されると考える。この認知の仕方のことをビリーフという。論理療法では，そのビリーフはラショナルか（論理

性はあるのか，事実に則しているのか，人を幸福にするものか）を自問自答し，目標（幸福）達成を妨害するビリーフはイラショナル（不合理な考え方）であるため修正するほうがよいと考える。イラショナル・ビリーフには，「ねばならぬビリーフ」「悲観的ビリーフ」「非難，卑下的ビリーフ」「欲求不満低耐性ビリーフ」の4種類がある。そして，問題（落ち込む，抑うつ状態など）の背景にはイラショナル・ビリーフがあり，そのイラショナル・ビリーフから問題が起こると考え，ビリーフをラショナル・ビリーフに変えることによって，問題から脱却できると考える。（清野純子）【第一部7−1】

1 國分康孝（1999）．論理療法の理論と実際（pp.3-41）誠信書房

## ヘルスコーチング

コーチングとは，個人の可能性を解き放ち，その人自身が最大限に力を発揮できるようにするアプローチである。ビジネスやスポーツ，生活など様々な場面で実践されており，主に心理臨床的な問題を持たない人を対象にパフォーマンスとウェルビーイングを高める支援を行う。健康教育や健康増進の実践を行うものはヘルスコーチングと呼ばれ，2型糖尿病や慢性閉塞性肺疾患をはじめとした生活習慣病や，ダイエット，ストレスマネジメントなど様々な健康問題を対象としている。効果的なヘルスコーチングを行うためには，理論やエビデンスに基づいていること，目標設定と行動計画が含まれること，動機づけ面接を用いることが重要である。なお，患者本人の意思で変化の方向性を決める必要がある。ヘルスコーチングの実施によって，身体活動などの行動面の改善，不安やうつ，ストレスなどの心理面の改善，病気に対する理解度の向上などに効果があることが示されている。（永峰大輝）【第二部3】

## ヘルスコミュニケーション

2011年に提唱された米国疾病予防管理セ

ンターの定義によると，ヘルスコミュニケーションは「個人が健康度を高めようと決心できるように適切な情報を提供したり，影響を与えることを目的としたコミュニケーション方略に関する研究及び実践」とされている[1]。ヘルスコミュニケーションでは，対象者のニーズや特徴に合わせ，対面，印刷媒体，webサイト，メール，SNSなどの多様な情報の配信方法が用いられている。また，配信する内容については，単に健康のための目標値などを示すのではなく，スローガンをはじめとする受託可能性の高い言語表現の活用や，映像，挿絵を利用して視覚的に理解できる工夫が必要とされている。また，ヘルスコミュニケーションでは，対象者の行動変容を促すために，心理学，行動科学，行動経済学，医学，および人類学といった学際的な知見から，マスコミュニケーションやマーケティングまで幅広い理論やモデルが活用されている。（島崎崇史）【第一部4−1】

1 島崎崇史（2016）．早稲田大学エウプラクシス叢書001 ヘルスコミュニケーション──健康行動を習慣化させるための支援 早稲田大学出版部

## ヘルスプロモーション

人々が自らの健康とその決定要因をコントロールし改善できるようにするプロセスのことであり，日本では「健康づくり」「健康教育」と訳される。WHOが1986年のオタワ憲章で提唱し，2005年のバンコク憲章で再提唱した新しい健康観に基づく21世紀の健康戦略である。ヘルスプロモーションでは健康を「人々が幸せな人生を送るための大切な資源」であると考え，感染症や疾病の予防だけにとどまらない，その人なりの幸せな人生を送るために健康状態を維持・改善することが重要としている。ヘルスプロモーション（health promotion）は，「健康な公共政策づくり」「健康を支援する環境づくり」「地域活動の強化」「個人技術の開発」「ヘルスサービスの方向転換」を優先的な活動原則としている。ヘルスプロ

モーション活動の大きな特徴として，住民や当事者の主体性を重視していること，各個人がより良い健康のための行動をとることができるような政策も含めた環境を整えることに重点が置かれている。（江藤　佑）【コラムB－1】

## ポピュレーションアプローチ

人々の健康促進について考える際に，ハイリスクアプローチ（high-risk approach）とポピュレーションアプローチ（population approach）がある。まず，ハイリスクアプローチとは，健康診断の結果などをもとに，生活習慣病等の健康障害につながるリスクが高い者に対して，行動変容の促進やリスクの低下などを目指して働きかける方法である。対して，ポピュレーションアプローチとは，疾病発症のリスクが高い者だけでなく，そうでない人も含めた集団・コミュニティ全体を対象とし，予防的観点から全体的に良好な健康水準になるよう働きかける方法のことである。自治体等が主体となり，市民，大学や地域などが幅広く協働し，一人ひとりが病気にならず適切な健康行動を獲得できるような取り組みをする。また，ポピュレーションアプローチのみの適用ではなく，ハイリスクアプローチも同時に続けていくことが求められ，そのことによる相乗効果が期待できる。（石川　智）【第一部6－2】

## マインドフルネス瞑想

マインドフルネス（Mindfulness）は，「今ここでの経験に，評価や判断を加えることなく能動的な注意を向けること」と定義される。マインドフルネスを促進する介入技法であるマインドフルネス瞑想は，呼吸や身体への観察を中心としている。カバットジン（Kabat-Zinn, J.）が慢性疼痛患者に対してマインドフルネス・ストレス低減法を開発し，それをもとにうつ病患者を対象としたマインドフルネス認知療法が開発された。日本では1990年代に，春木豊によって健康心理学領域へのマインドフルネス瞑想の導入が進められた。最近の研究では，統合失調症患者や様々な精神疾患に適用が拡げられている。マインドフルネス瞑想をすることにより，不安や抑うつといったネガティブな症状の改善だけでなく，幸福感や満足感の向上といったポジティブな効果も明らかになっている。加えて，脳神経科学の視点から，前頭前野，海馬，扁桃体など，記憶，自己意識，共感，ストレスなどに関連する脳の部位に変化をもたらすことも報告されている。（百瀬太喜）【第一部7－3】

## ミーニングフル・アクティビティ（意味がある活動）

私たちの人生や生活を豊かにし，私たちのメンタルヘルスを良いものにしてくれる活動で，内容としてはボランティア活動，音楽・美術鑑賞，園芸，運動・スポーツ，散歩，様々な趣味まで多種多様で，その頻度や時間も人によって異なる。共通することは，自身にとって意味がある，価値がある，そして充実感を感じる活動である。（竹中晃二）【第一部3－4】

## メンタルヘルス・プロモーション（MHP）

メンタルヘルス問題の予防は，ストレスに脅かされることを前提として，ストレッサーの強度を和らげる方法や対処方略を教授するストレスマネジメントに相当し，一方，メンタルヘルス・プロモーションはポジティブ・メンタルヘルスを強化するアプローチであり，結果的にストレスマネジメントを支援することができる。（竹中晃二）【第一部3－4】

## リバース・メンタリング

メンタリング（mentoring）とは，知識や経験の豊かな個人が指導者（メンター）となり，経験が浅く指導やサポートを必要とする個人（メンティ）に対して，双方向の対話を通じて，キャリア的，心理・社会的な支援を一定期間継続して行うことを指

す。メンターとメンティをペアにしてメンタリングを制度化して運用するメンタリング・プログラム（メンター制度）は、企業における人材育成施策として注目されている。さらに近年は、会社の幹部と若手社員がペアになり、従来のメンターとメンティの役割を逆転させ、若手社員がメンターとして最新の技術・知識、戦略や文化に関連するトピックについてメンティに伝授するリバース・メンタリング（reverse mentoring）に関心が集まっている。リバース・メンタリング・プログラムは、組織内の透明性を高める、組織文化の変革を推進する、多様性を促進する、若手社員の離職を防止するなど、様々な恩恵をもたらすことが報告されている。（松田チャップマン与理子）【第一部4 − 2】

## リラクセーション

リラクセーション（relaxation）とは、ストレス反応を自力で制御するための技法で、交感神経系の興奮を、副交感神経系を働かせることによって鎮める。

基本は呼吸法、筋弛緩法、自律訓練法、イメージ法、瞑想法などからなる。呼吸法は横隔膜呼吸法とも呼ばれ、お腹を膨らませて息を吸い（吸気2秒）、お腹をへこませて息を吐く（呼気4秒）、深く長い呼吸を続けることで実現する。筋弛緩法は、顔や腕、肩、足など自分の意思でコントロールできる筋を数秒緊張させた後、ゆっくりと筋緊張を解いていくことによって心身の弛緩を体験するものでジェイコブソン（Jacobson, E.）が開発した漸進的筋弛緩訓練（progressive muscle relaxation）の一部を用いる。自律訓練法（autogenic training）は、ドイツの精神科医シュルツが開発した自己催眠法で、基本公式「気持ちが落ち着いている」と呼気に合わせて声に出さずに呟き、続いて第一公式「四肢重量感訓練」に従い「右手がダラーンと重い」などの暗示文を呼気に合わせて繰り返し声に出さずに呟く。（山田冨美雄）【第一部3 − 3】

## レジリエンス

レジリエンス（resilience）とは、逆境に対処する能力であり、極度の不利な状況に直面しても、うまく適応していくプロセスを指し、抵抗力・復元力・回復力などとも言い表す。災害や虐待などの困難な状況は精神疾患や不適応を引き起こすリスクとなることが指摘されてきたが、すべての人が不適応的な状態に陥るわけではなく、良好な適応状態を示す人たちも数多くいる。このようなストレス状況にあっても望ましい適応に導き、健康を促進する能力・スキルがレジリエンスである。レジリエンスには、個人の心理特性と捉える場合や環境要因を含んで捉える場合など、複数の構成要素が含まれているとされる。例えば、小塩ら[1]は新奇性追求、感情調整、肯定的な未来志向をレジリエンスの構成要素として精神的回復尺度を開発しているが、資質的要因と獲得的要因に大別する捉え方などもある。他にも、レジリエンスを防御因子と回復の力動的過程であるとし、発達過程に伴って変化するといった捉え方もある。（藤原孝枝）【第一部7 − 1、第二部1】

1 小塩真司・中谷素之・長峰伸治（2002）．ネガティブな出来事からの立ち直りを導く心理的特性 —— 精神的回復力尺度の作成　カウンセリング研究, 35(1), 57-65.

# 引 用 文 献

――――― 第一部 ―――――

## 1 医療の場から生活者を支える

♦ **1-1 慢性疾患（糖尿病）の患者の日常を支える**

1 日本糖尿病学会(2019). 糖尿病診療ガイドライン 2019 南江堂
2 東海林 渉(2019). 糖尿病患者の個人支援と家族支援 日本家族心理学会(編) 家族心理学年報 37 保健医療分野に生かす個と家族を支える心理臨床(pp. 98-108) 金子書房
3 石井 均(2019). 実践！病を引き受けられない糖尿病患者さんのケア 医学書院
4 日本糖尿病学会(2020). 糖尿病治療ガイド 2020－2021 文光堂
5 Miller, W. R., & Rollnick, S. (2013). *Motivational interviewing: Helping people change* (*3rd ed*). Guilford Press. (ミラー, W. R.・ロルニック, S.(著)／原井 宏明(監訳)(2019). 動機づけ面接[第3版]上・下 星和書店)

♦ **1-3 アレルギー治療に健康心理学のアプローチを**

1 久保 千春・千田 要一(2005). アレルギー疾患の心理的側面の評価と治療 アレルギー, *54*, 1254-1259.
2 奥野 英美・上里 一郎(2002). 成人アトピー性皮膚炎患者の心理的ストレス反応 健康心理学研究, *15*(1), 49-58.
3 神庭 直子(2021). アトピー性皮膚炎患者のソーシャルサポートと認知 ―― 成人患者のウェルビーイングに関する健康心理学的研究 晃洋書房
4 奥野 英美・勝岡 憲生・サンティス 智恵・向野 哲・堤 邦彦・福山 嘉綱・上里 一郎(2000). 成人アトピー性皮膚炎患者の心理・社会的要因の研究(第2報) ―― セルフケア行動の遂行に関連する要因の検討 日本皮膚科学会誌, *110*, 845-851.

♦ **1-4 禁煙を成功させたい・続けたい人に**

1 日本口腔衛生学会・日本口腔外科学会・日本公衆衛生学会・日本呼吸器学会・日本産科婦人科学会・日本循環器学会・日本小児科学会・日本心臓病学会・日本肺癌学会(2011). 禁煙ガイドライン(2010年改訂版)(pp. 15-16) 日本循環器学会
2 Prochaska, J. O., & Velicer, W. F. (1997). The transtheoretical model of health behavior change. *American Journal of Health Promotion*, *12*, 38-48.
3 高橋 裕子(2008). 禁煙支援ハンドブック(pp.75-116) じほう

♦ **1-5 不妊に悩む人のために**

1 特定非営利活動法人 日本不妊カウンセリング学会(2022). 不妊カウンセリングについて／不妊カウンセリングはどんなことをするのですか 特定非営利活動法人 日本不妊カウンセリング学会 Retrieved from https://www.jsinfc.com/user_data/qanda.php(2022年1月30日閲覧)
2 Erikson, E. H. (1959). *Identity and the life cycle*. International Universities Press, Inc. (エリクソン, E. H.(著)／西平 直・中島 由恵(訳)(2011). アイデンティティとライフサイクル 誠信書房)

## 2 在宅への移行で新たな生活を始める

♦ **2-2 リハビリはどうしたら続けられるのか**

1 Schwarzer, R. (1992). *Self-efficacy in the adoption and maintenance of health behavior: Theoretical approaches and a new model.* Hemisphere Publishing Corp.

2 三浦 佳代・島崎 崇史・竹中 晃二(2019). 脳卒中者の活動性向上を目的とした介入プログラムの試行 —— 介入時期に着目して *Journal of Health Psychology Research, 31*, 143-153.

3 van Osch, L., Lechner, L., Reubsaet, A., & Vries, H. D. (2010). From theory to practice: An explorative study into the instrumentality and specificity of implementation intentions. *Psychology and Health, 25*, 351-364.

♦ **2-3 在宅介護者が倒れてしまわないために**

1 荒井 由美子(2018). Zarit介護負担尺度日本語版／短縮版 使用手引 三京房

2 安部 幸志(2001). 主観的介護ストレス評価尺度の作成とストレッサーおよびうつ気分との関連について 老年社会科学, *23*(1), 40-49.

3 児玉 昌久・児玉 桂子・城 佳子(1999). 在宅介護者用ストレス自己診断テストの開発 ストレス科学研究, *14*, 14-22.

4 中谷 陽明(2010). 在宅の家族介護者の負担 現代のエスプリ, *519*, 27-38.

## 3 地域に健康な暮らしの場を創る

♦ **3-1 高齢者がコミュニティで活躍する方法**

1 山崎 幸子・蘭牟田 洋美・安村 誠司・芳賀 博・野村 忍・橋本 美芽(2010). 地域高齢者の外出に対する自己効力感尺度の開発 日本公衆衛生雑, *57*(6), 439-447.

2 山崎 幸子・蘭牟田 洋美・増井 幸恵・安村 誠司(2017). 高齢者の閉じこもりをもたらす同居家族の関わりチェックリストの開発 老年社会科学, *39*(3), 352-364.

♦ **3-2 子育て支援の最前線で実践したいこと**

1 伊藤 絵美(2005). 認知療法・認知行動療法カウンセリング初級ワークショップ 星和書店

2 橋本 剛(2005). ストレスと対人関係 ナカニシヤ出版

3 House, J. S. (1981). *Work stress and social support.* Addison-Wesley Publishing Company.

4 Green, S., & Palmer, S. (2019). *Positive psychology coaching in practice.* Routledge. (グリーン, S.・パーマー, S.(編)／西垣 悦代(監訳)(2019). ポジティブ心理学コーチングの実践 金剛出版)

5 無藤 隆・安藤 智子(2008). 子育て支援の心理学 有斐閣

6 佐藤 純子(2017). 子ども・子育て支援シリーズ第2巻 拡がる地域子育て支援 ぎょうせい

7 柴田 佑(2016). 子育て支援が日本を救う政策効果の統計分析 勁草書房

♦ **3-3 災害時と復興の過程でできること**

1 服部 祥子・山田 冨美雄(共編著)(1999). 阪神淡路大震災と子どもの心身 名古屋大学出版会

2 生理人類学会ストレス研究部会(1998). 震災ストレスケアマニュアル(小学校版) Retrieved from https://psychologist101.com/psyh/wp-content/uploads/2021/05/震災ストマニュアルV 11.pdf (2022年6月6日閲覧)

3 山田 冨美雄(2016). 「自分を知ろうチェックリスト」を用いた被災児のストレス評価 —— 被災した子どもたちのストレスとの対処 日本心理学会(監修)安藤 清志・村井 豊(編) 震災後の親子を支える —— 家族の心を守るために(pp.17-31) 誠信書房

♦ **3-4 コロナ禍で自分の健康を守る**

1　竹中 晃二・上地 広昭・島崎 崇史(2015)．こころのABC活動実践ワークブック　早稲田大学応用健康科学研究室 サンライフ企画

2　竹中 晃二(2017)．「なんとなく憂うつ」現代メンヘラ処方箋　オピニオン ── 教育×WASEDA ONLINE　Retrieved from https://yab.yomiuri.co.jp/adv/wol/opinion/society_170619.html (2022年3月22日閲覧)

3　Rozendaal, E., Lapierre, M. A., van Reijmersdal, E. A., & Buijzen, M. (2011). Reconsidering advertising literacy as a defense against advertising effects. *Media Psychology*, 14, 333-354.

4　Gollwitzer, P. M., & Sheeran, P. (2006). Implementation intentions and goal achievement: A meta-analysis of effects and processes. *Advances in Experimental Social Psychology*, 38, 69-119.

5　竹中 晃二(2019)．メンタルヘルス問題の予防に果たす自助方略の役割　労働安全衛生研究, 12, 135-144.

6　竹中 晃二・上地 広昭・吉田 椋(2020)．イフ・ゼン・プランを用いたメンタルヘルス・プロモーション活動の行動変容介入 ── 準実験的研究　*Journal of Health Psychology Research*, 33, 67-79.

7　竹中 晃二・野田 哲朗・山蔦 圭輔・松井 智子(2020)．気分症状改善・回復のための自助方略の検討 ── デルファイ法を用いた調査　*Journal of Health Psychology Research, 33,* 125-136.

8　日本健康心理学会(2013)．手指洗浄は「不安」を洗い流すリラックス・タイム　(日本健康心理学会　新型コロナウイルス感染症対策検討WG)　Retrieved from https://kenkoshinri.jp/news/doc/wash-anxiety.pdf

## 4　仕事の場をもっと健康に

♦ **4-1 勤労者のヘルスプロモーションを立ち上げる**

1　Centers for Disease Control and Prevention (2016). *Workplace health model*. Retrieved from https://www.cdc.gov/workplacehealthpromotion/model/index.html (2022年7月15日閲覧)

2　Damschroder, L. J., Lutes, L. D., Goodrich, D. E., Gillon, L., & Lowery, J. C. (2010). A small-change approach delivered via telephone promotes weight loss in veterans: Results from the ASPIRE-VA pilot study. *Patient Education and Counseling*, 79(2), 262-266.

3　Shimazaki, T., Uechi, H., & Takenaka, K. (2020). Mental health promotion behaviors associated with a 6-month follow-up on job-related mood among Japanese workers. *International Perspectives in Psychology: Research, Practice, Consultation, 9*(1), 48-64.

4　Michie, S., & Williams, S. (2003). Reducing work related psychological ill health and sickness absence: A systematic literature review. *Occupational and Environmental Medicine*, 60(1), 3-9.

♦ **4-2 リーダーが若者の指導と人材育成に悩むとき**

1　Costanza, D. P., Badger, J. M., Fraser, R. L., Severt, J. B., & Gade, P. A. (2012). Generational differences in work-related attitudes: A meta-analysis. *Journal of Business and Psychology*, 27, 375-394.

2　Weeks, K. P. (2017). Every generation wants meaningful work ── but thinks other age groups are in it for the money. *Harvard Business Review*, July 31, 2017.

3　Finkelstein, L. M., Ryan, K. M., & King, E. B. (2013). What do the young(old) people think of me?: Content and accuracy of age-based metastereotypes. *European Journal of Work and Organizational Psychology*, 22, 633-657.

4　Protzko, J., & Schooler, W. S. (2019). Kids these days: Why the youth of today seem lacking. *Science Advances*, 5(10), eaav5916. doi: 10.1126/sciadv. aav5916.

5 Center for Creative Leadership (2019). *Feedback that works: How to build and deliver your message*(*2nd ed*). Center for Creative Leadership CCL Press.

6 Matsuda, Y., & Ishikawa, R. (2021). Development and validation of the Japanese version of Coaching Behaviour Inventory. Presented at 9th international congress of coaching psychology, October 2019.

7 Jordan, J., & Sorell, M. (2019). Why reverse mentoring works and how to do it right. *Harvard Business Review*, October 3, 2019.

#### ♦ 4-3 福祉職のセルフケア

1 厚生労働省　厚生労働省版ストレスチェック実施プログラム　Retrieved from https://stresscheck. mhlw.go.jp/material.html（2021 年 12 月 20 日閲覧）

2 Sakakibara, K., Shimazu, A., Toyama, H., & Schaufeli, W. B. (2020). Validation of the Japanese version of the burnout assessment tool. *Frontiers in Psychology*, *11*, 1819. doi: 10.3389/fpsyg.2020.01819

3 Shimazu, A., Schaufeli, W. B., Kosugi, S. et al. (2008). Work engagement in Japan: Validation of the Japanese version of Utrecht work engagement scale. *Applied Psychology: An International Review*, *57*, 510-523.

4 Schaufeli, W. B., & Bakker, A. B. (2004). Job demands, job resources, and their relationship with burnout and engagement: A multi-sample study. *Journal of Organizational Behavior*, *25*(3), 293-315.

5 島津 明人(2010).　職業性ストレスとワーク・エンゲイジメント　ストレス科学研究, *25*, 1-6.

#### ♦ 4-4 復職支援を進めるために

1 厚生労働省(2009).　改定 心の健康問題により休業した労働者の職場復帰支援の手引き Retrieved from https://kokoro.mhlw.go.jp/guideline/files/syokubahukki_h24kaitei.pdf（2022 年 7 月 15 日閲覧）

### 5　教育サービスの担い手として

#### ♦ 5-1 大学生をもっと健康に

1 日本学生相談学会(2014).　学生の自殺防止のためのガイドライン　Retrieved from https://www. gakuseisodan.com/wp-content/uploads/public/Guideline-20140425.pdf（2022 年 7 月 15 日閲覧）

2 独立行政法人日本学生支援機構(2007).　大学における学生相談体制の充実方策について ——「総合的な学生支援」と「専門的な学生相談」の「連携・協働」　Retrieved from https://www.jasso. go.jp/gakusei/publication/jyujitsuhosaku.html（2022 年 7 月 15 日閲覧）

#### ♦ 5-2 健康ハイリスク集団としての留学生のケア

1 Adler, P. S. (1975). The transitional experience: An alternative view of culture shock. *Journal of Humanistic Psychology*, *15*, 13-23.

2 Tanaka, T. (2021). Cross-cultural contact and health in Asia. *Journal of Health Psychology Research*, *33*, 225-239.

3 大城 理沙・金城 昇・神谷 義人・島袋 久美(2006).　ライフスキルを育む食教育 —— 食事バランスにおける目標設定スキル形成の検討　琉球大学教育学部教育実践総合センター紀要, *13*, 101-107.

4 田中 共子・中野 祥子(2016).　在日外国人留学生における食の異文化適応 —— 異文化間食育への示唆　異文化間教育, *44*, 116-123.

5　Hofstede, G., Hofstede, G. J., & Mincov, M. (2010). *Cultures and organizations: Software and the mind* (*3rd ed*). McGraw-Hill.（ホフステード, G.・ホフステード, G. J.・ミンコフ, M.(著)／岩井 八郎・岩井 紀子(訳)(2013).　多文化世界 —— 違いを学び未来への道を探る[原著第3版]　有斐閣）

♦ **5-3 小中高生の健康を支援する**

1　荻島 大凱・嶋田 洋徳(2019).　行動療法　日本健康心理学会(編)　健康心理学事典(pp. 452-453)　丸善出版

## 6　健康のために情報化を活用する

♦ **6-1 遠隔カウンセリングの活用を考える**

1　日本心理学会　遠隔心理サービスのための相談体制チェックリスト(Office and technology checklist for telepsychological services)　Retrieved from https://psych.or.jp/telepsychology/checklist_for_telepsychological_services/ (2022年8月20日閲覧)

♦ **6-2 e - ヘルスの可能性を拓く**

1　竹中 晃二(2005).　身体活動の増強および運動継続のための行動変容マニュアル　ブックハウス・エイチディ

2　Seaborn, K., & Fels, D. I. (2015).　Gamification in theory and action: A survey. *International Journal of Human-Computer Studies, 74*, 14-31.

3　Deci, E. L., & Ryan, R. M. (1985). *Intrinsic motivation and self-determination in human behavior.* Plenum Press.

♦ **6-3 スマホ依存を防ぐには**

1　Greenfield, D. (2017). *Smartphone compulsion test, Center for Internet and Technology Addiction.* Retrieved from https://virtual-addiction.com/smartphone-compulsion-test/ (2022年3月23日閲覧)

2　樋口 進(2020).　ゲーム・スマホ依存から子どもを守る本　法研

3　吉川 徹(2021).　ゲーム・ネットの世界から離れられない子どもたち —— 子どもが社会から孤立しないために　合同出版

4　樋口 進(2014).　ネット依存症から子どもを救う本　法研

## 7　最前線の職業人を健康に

♦ **7-1 こういう看護師は燃え尽きない**

1　國分 康孝(1999).　論理療法の理論と実際(pp. 119-120)　誠信書房

2　Lazarus, R. S., & Folkman, S. (1984). *Stress, appraisal, and coping.* Springer.（ラザルス, R. S.・フォルクマン, S (著)／本明 寛(訳)(1991).　ストレスの心理学 —— 認知的評価と対処の研究 (pp. 49-51)　実務教育出版）

3　American Psychological Association (2008). *Road to resilience.* Retrieved from https://uncw.edu/studentaffairs/committees/pdc/documents/the%20road%20to%20resilience.pdf (2008年2月17日閲覧)

♦ **7-2 多忙な医師（研修医）の健康を守る**

1　山蔦 圭輔・三浦 佳代・竹中 晃二(2022).　医療従事者の職場状況とワーク・エンゲイジメント

との関連性 ── リハビリテーション専門職と看護専門職との比較　心理相談研究, *12*, 65-77.

2　山蔦 圭輔(2022)．COVID-19 状況下における医療従事者のバーンアウトとストレス　日本医療・病院管理学会誌, *59*, 56-67.

3　前野 哲伸・中村 明澄・前野 貴美・小崎 真規子・木村 琢磨・富田 絵梨子…松崎 一葉(2008)．新臨床研修制度における研修医のストレス　医学教育, *39*, 175-178.

4　保坂 隆(2012)．特集医療従事者のメンタルヘルス ── 総合病院におけるメンタルヘルスケア　精神神経雑誌, *144*(4), 351-356.

5　Myers, M. F., & Gabbard, G. O. (2008). *The physician as patient: A clinical handbook for mental health professionals.* American Psychiatric Publishing. (マイヤース, M. F.・ギャバード, G. O.(著)／松島 英介・保坂 隆(監訳)(2009)．医師が患者になるとき　メディカル・サイエンス・インターナショナル)

### ◆　7-3 教師が健康でいるために

1　伊藤 絵美(2008)．事例で学ぶ認知行動療法　誠信書房

2　伊藤 拓(2019)．認知療法の理論モデルに基づくケースフォーミュレーション　下山 晴彦(編集主幹)　伊藤 絵美・黒田 美保・鈴木 伸一・松田 修(編)　公認心理師技法ガイド ── 臨床の場で役立つ実践のすべて(pp. 298-301)　文光堂

### ◆　7-4 消防士が心のダメージから回復するには

1　Watson, P. J., Gist, R., Nash, W. P. et al. (2015). *Stress first aid for firefighters and emergency medical services personnel.* National Fallen Firefighters Foundation: National Center for PTSD Department of Veterans Affairs. Retrieved from https://www.researchgate.net/publication/275335459. (2022 年 7 月 15 日閲覧)

2　Beutler, L. E., Kimpara, S., Edwards,C. J., & Miller K. D. (2018). Fitting psychotherapy to patient coping style: A meta-analysis. *Journal of Clinical Psychology*, *74*(11), 1980-1995. doi: 10.1002/jclp.22684 (2022 年 7 月 15 日閲覧)

### ◆　7-5 介護専門職者が健康でいる心得とは

1　久田 真人(2007)．バーンアウト(燃え尽き症候群) ── ヒューマンサービス職のストレス　日本労働研究雑誌, *558*, 54-64.

2　佐々 木恵・北岡(東口) 和代(2008)．看護師における慢性的ネガティブ感情の軽減に向けて　現代のエスプリ, *494*, 65-72.

3　奥田 訓子・茂木 俊彦・石川 利江・森 和代(2012)．福祉専門職チームのチームプロセスについて ── 障害者施設, 高齢者施設, 保育園におけるモデルの検討　日本健康心理学会第 26 回大会大会論文集, 80.

### ◆　7-6 外国人ケアワーカーとの協働文化を創るには

1　畠中 香織・田中 共子(2015)．在日外国人ケア労働者における異文化間ソーシャル・スキルの異文化適応への影響　多文化関係学, *12*, 105-116.

2　Hatanaka, K., & Tanaka, T. (2016). Cross-cultural factors that influence adjustments of foreign care workers in Japan: Toward a three-layered structural model. *LIFE: International Journal of Health and Life-Sciences*, *2*(3), 1-17.

### ◆　7-7 医療者の医療安全のためにできること

1　竹中 晃二・上地 広昭・綾田 千紘(2020)．教員における仕事関連イベントが誘発する気分不調の改善　ストレスマネジメント研究, *16*, 20-33.

2　竹中 晃二・上地 広昭(2020)．新型コロナウイルスに関して医療従事者の皆様に届けるご提案

日本健康心理学会ホームページ　Retrieved from https://kenkoshinri.jp/news/doc/200420_teian.pdf (2022 年 3 月 15 日閲覧)

3　日本看護協会中央ナースセンター(2005)．　新卒看護職員の早期離職等実態調査報告書 2004　日本看護協会

4　中村 令子・村田 千代・橋 幸子(2006)．　新卒看護師の職場適応に向けた支援に関する研究 ── 職務ストレスの職位別傾向に関する実態調査　弘前学院大学看護紀要, 1, 41-50.

5　山本 恵美子・田中 共子・兵藤 好美・畠中 香織(2019)．　若手看護師の指示の出し受けスキル尺度における信頼性と妥当性　*Journal of Health Psychology Research*, 32(1), 21-29.

## 第二部

### ◆　1　生物心理社会モデル

1　Engel, G. L.(1977). The need for a new medical model: A challenge for biomedicine. *Science*, 196, 129-136.

2　大竹 恵子(2016)．　健康心理学の役割　大竹 恵子(編)　保健と健康の心理学 ── ポジティブヘルスの実現(pp. 2-17)　ナカニシヤ出版

3　Seligman, M. E. P.(2008). Positive health. *Applied Psychology*, 57, 3-18.

4　Seligman, M. E. P.(2011). *Flourish*. Nicholas Brealey Publishing.

5　Kaplan, R. M.(2000). Two pathways to prevention. *American Psychologist*, 55, 382-396.

6　厚生労働省(2000)．　健康日本 21　Retrieved from https://www.kenkounippon21.gr.jp/index.html (2022 年 1 月 31 日閲覧)

7　厚生労働省(2007)．　新たな健診・保健指導と生活習慣病対策 ── 標準的な健診・保健指導プログラム(確定版)　Retrieved from https://www.mhlw.go.jp/bunya/kenkou/seikatsu/pdf/ikk-a.pdf (2022 年 1 月 31 日閲覧)

8　McKinlay, J. B.(1979). A case for refocusing upstream: The political economy of illness. In E. G. Jaco(Ed.), *Patients, physicians, and illness*(pp. 9-25). Free Press.

9　厚生労働省(2012)．　健康日本 21(第二次)の推進に関する参考資料　Retrieved from https://www.mhlw.go.jp/bunya/kenkou/dl/kenkounippon21_02.pdf　(2022 年 1 月 31 日閲覧)

10　厚生労働省(2021)．　健康寿命の令和元年値について　Retrieved from https://www.mhlw.go.jp/content/10904750/000872952.pdf (2022 年 8 月 19 日閲覧)

11　厚生労働省(2016)．　平成 26 年国民健康・栄養調査報告　Retrieved from https://www.mhlw.go.jp/bunya/kenkou/eiyou/dl/h26-houkoku.pdf (2022 年 1 月 31 日閲覧)

### ◆　2　健康心理アセスメント

1　Borsboom, D., Mellenbergh, G. J., & van Heeden, J. (2004). The concept of validity. *Psychological Review*, 111, 1061-1071.

2　田崎 美弥子・中根 允文(1998)．　WHO QOL-26 手引　金子書房

3　Ware, J., & Sherbourne, C. (1992). The MOS 36-item short-form health survey (SF-36). I. Conceptual framework and item selection. *Medical Care*, 30(6), 473-483.

4　Lawton, M. P. (1975). The Philadelphia geriatric center morale scale: A revision. *Journal of Gerontology*, 30, 85-89.

5　Frisch, M. B., Cornell, J., Villanueva, M., & Retzlaff, P. J. (1992). Clinical validation of the quality of life inventory: A measure of life satisfaction for use in treatment planning and outcome assessment. *Psychological Assessment*, 4, 92-101.

6　Holmes, T. H., & Rahe, R. H. (1967). The social readjustment rating scale. *Journal of*

*Psychosomatic Research*, *11*, 213-218.

7　Lazarus, R. S., & Folkman, S. (1984). *Stress, appraisal, and coping.* Springer Publishing.

8　高橋 幸子(2013). 対人ストレッサー尺度作成の試み パーソナリティ研究, *21*, 306-308.

9　Nakano, K. (1988). Hassles as a measure of stress in a Japanese sample: Preliminary research. *Psychological Reports*, *63*, 252-254.

10　鈴木 伸一・嶋田 洋徳・三浦 正江・片柳 弘司・右馬埜 力也・坂野雄二(1997). 新しいストレス反応尺度(SRS-18)の開発と信頼性・妥当性の検討 行動医学研究, *4*, 22-29.

11　佐々木 恵(2019). ストレスコーピング尺度 日本健康心理学会(編) 健康心理学事典(pp.258-259) 丸善出版

12　神村 栄一・海老原 由香・佐藤 健二・戸ヶ崎 泰子・坂野 雄二(1995). 対処法略の三次元モデルの検討と新しい尺度(TAC-24)の作成 教育相談研究, *33*, 41-47.

13　福岡 欣治(2006). ソーシャルサポート 坂本 真士・丹野 義彦・安藤 清志(編) 臨床社会心理学 叢書・実証にもとづく臨床心理学(pp. 100-122) 東京大学出版会

14　嶋 信宏(1991). 大学生のソーシャルサポートネットワークの測定に関する一研究 教育心理学研究, *39*, 440-447.

15　金 外淑・嶋田 洋徳・坂野 雄二(1998). 慢性疾患患者におけるソーシャルサポートとセルフ・エフィカシーの心理的ストレス軽減効果 心身医学, *38*, 317-323.

16　相羽 美幸・太刀川 弘和・福岡 欣治・遠藤 剛・白鳥 祐貴・松井 豊・朝田 隆(2013). 簡易ソーシャル・サポート・ネットワーク尺度(BISSEN)の開発 精神医学, *55*, 863-873.

17　Kahn, R., & Antonucci, T. (1981). Convoys of social support: A life-course approach. In S. B. Kiesler (Ed.), *Aging: Social change.* Academic Press.

18　下光 輝一・原谷 隆史(2000). 職業性ストレス簡易調査票の信頼性の検討と基準値の設定 労働省平成11年度「作業関連疾患の予防に関する研究」労働の場におけるストレス及びその健康影響に関する研究報告書 (pp.126-138)

19　Bauman, A., Smith, B. J., Maibach, E. W., & RegerNash, B. (2006). Evaluation of mass media campaigns for physical activity. *Evaluation and Program Planning*, *29*, 312–322.

20　島崎 崇史・前場 康介・飯尾 美沙・竹中 晃二・吉川 政夫(2013). 健康行動変容を目的とした情報媒体の受け入れやすさ・有用性が媒体の閲読行動, 健康行動実施に対するセルフエフィカシー, および意図に与える影響 健康心理学研究, *26*, 7-17.

♦　**3　健康心理カウンセリング**

1　France, C. R., Masters, K. S., Belar, C. D., Kerns, R. D., Klonoff, E. A., Larkin, K. T., Smith, T. W., Suchday, S., & Thorn, B. E. (2008). Application of the competency model to clinical health psychology. *Professional Psychology: Research and Practice, 39*(6), 573-580.

2　Sarafino, P. E., & Smith, W. T. (2014). *Health psychology.* Wiley.

3　Nicholas, R. D., & Stern, M. (2011). Counseling psychology in clinical health psychology: The impact of specialty perspective. *Professional Psychology: Research and Practice, 42*, 331-337.

4　Quinn, F., Chater, A., & Morrison, M. (2020). An oral history of health psychology in the UK. *British Journal of Health Psychology, 25*, 502-518.

5　Ivey, A. E. (1983). *International interviewing and counseling.* Brooks/Cole Publishing Company. ／(1982). *Basic attending skills.* Microtraining Assoc Inc.／(1972). *Microcounseling.* Charles C Tomas Publisher, LTD. (アイビィ, A. E.(著)／福原 真知子・椙山 喜代子・国分 久子・楡木 満生(訳)(1985). マイクロカウンセリング "学ぶ‐使う‐教える"技法の統合 ── その理論と実際 川島書店)

6　森 和代・石川 利江・茂木 俊彦(編)(2012). よくわかる健康心理学 ミネルヴァ書房

7　野島 一彦(監修・編著)(2018). 公認心理師の職責 遠見書房

8　Rejeski, W. J., & Fanning, J. (2019). Models and theories of health behavior and clinical interventions in aging: a contemporary, integrative approach. *Clinical Interventions in Aging*, *14*, 1007-1019.

9  日本健康心理学会編(2003).  健康心理カウンセリング概論  実務教育出版

10  佐治 守夫・飯長 喜一郎(編)(2011).  ロジャーズ クライエント中心療法 —— カウンセリングの核心を学ぶ[新版]  有斐閣

11  内山 喜久雄(1988).  行動療法  日本文化科学社

12  坂野 雄二(1995).  認知行動療法  日本評論社

13  春木 豊(2011).  動きが心をつくる —— 身体心理学への招待  講談社現代新書

14  山口 創(2006).  皮膚感覚の不思議 ——「皮膚」と「心」の身体心理学  講談社

15  春木 豊・石川 利江・河野 梨香・松田 与理子(2008).「マインドフルネスに基づくストレス低減プログラム」の健康心理学への応用  健康心理学研究, *21*(2), 57-67.

16  Kabat-Zinn, J. (1990). *Full catastrophe living: Using the wisdom of your body and mind to face stress, pain and illness*. Delacorte. (カバットジン, J.(著)／春木 豊(訳)(2007).  マインドフルネスストレス低減法  北大路書房)

17  貝谷 久宣・熊野 宏昭・越川 房子(編)(2016).  マインドフルネスの基礎と実践  日本評論社

18  西垣 悦代・原口 佳典・木内 敬太(編)(2022).  コーチング心理学概論[第2版]  ナカニシヤ出版

19  Rogers, C. (1995). *On becoming a person: A therapist's view of psychotherapy*. (Original work printed in 1961)(ロジャーズ, C.(著)／諸富 祥彦・末武 康弘・保坂 亨(訳)(2005).  ロジャーズが語る自己実現の道  岩崎学術出版社)

20  Miller, W. R., & Rollnick, S. (2013). *Motivational interviewing: Helping people change* (*3rd ed*). New York: The Guilford Press. (ミラー, W. R.・ロルニック, S.(著)／原井 宏明(監訳)(2019).  動機づけ面接[第3版]上  星和書店)

21  Rollnick, S., & Miller, W. R. (2008). *Motivational interviewing in health care: Helping patients change behavior*. The Guilford Press.

22  山上 敏子(2016).  新訂増補 方法としての行動療法  金剛出版

23  國分康孝(1999).  論理療法の理論と実際  誠信書房

24  Beck, J. (2011). *Cognitive behavior therapy* (*2nd ed*). *Basics and beyond*. Guilford Press. (ベック, J.(著)／伊藤 絵美・神村 栄一・藤沢 大介(訳)(2015).  認知行動療法実践ガイド：基礎から応用まで —— ジュディス・ベックの認知行動療法テキスト[第2版]  成和書店)

25  Meichenbaum, D. (1985). *Stress inoculation training*. Pergamon Press. (マイケンバウム, D.(著)／上里 一郎(監訳)(1989).  ストレス免疫訓練 —— 認知的行動療法の手引き  岩崎学術出版社)

26  Green, S., & Palmer, S. (2019). *Positive psychology coaching in practice*. Routledge. (グリーン, S.・パーマー, S.(編)／西垣 悦代(監訳)(2019).  ポジティブ心理学コーチングの実践  金剛出版)

27  Palmer, S., & Whybrow, A. (2008). *Handbook of coaching psychology: A guide for practitioners*. Routledge. (パーマー, S.・ワイブラウ, A.(編著)／堀 正(監修・監訳)  自己心理学研究会(訳)(2011).  コーチング心理学ハンドブック  金子書房)

♦  **4　健康教育の理論**

1  Glanz, K., Rimer, B. K., & Viswanath, K. (2015). *Health behavior: Theory, research, and practice* (*5th ed*). John Wiley & Sons. (グランツ, K.・リーマ, B. K.・ヴィシュワナート, K.(編)／木原 雅子・加治 正行・木原 正博(訳)(2018).  健康行動学 その理論, 研究, 実践の最新動向  メディカルサイエンスインターナショナル)

2  日本健康教育学会(編)(2019).  健康行動理論による研究と実践  医学書院

3  Green, L. W., & Kreuter, M. W. (2004). *Health program planning: An educational and ecological approach* (*4th ed*). McGraw-Hill. (グリーン, L. W.・クロイター, M. W.(著)／上馬 征峰(訳)(2005).  実践 ヘルスプロモーション —— PRECEDE-PROCEED モデルによる企画と評価  医

学書院）

4 戸ヶ里 泰典・福田 吉治・助友 裕子・神馬 征峰(2018)．健康教育・ヘルスプロモーション領域における健康行動理論・モデルの系統と変遷　日本健康教育学会誌, 26(4), 329-341.

5 松本 千明(2002)．健康行動理論の基礎　医歯薬出版

6 Rutter, D., & Quine, L. (2002). Social cognition models and changing health behaviours. In D. Rutter, & L. Quine（Ed.）, *Changing health behavior: Intervention and research with social cognition models* (pp. 1-27). Open University Press.

7 Bandura, A. (1977). Self-efficacy: Toward a unifying theory of behavioral change. *Psychological Review, 84*(2), 191-215.

8 Rosenstock, I. M. (1966). Why people use health services. *The Milbank Memorial Fund Quarterly, 44*(3), 94-124.

9 Becker, M. H. (1974). The health belief model and personal health behavior. *Health Education Monographs, 2*, 324-508.

10 Becker, M. H., Haefner, D. P., Kasl, S. V., Kirscht, J. P., Maiman, L. A., & Rosenstock, I. M. (1977). Selected psychosocial models and correlates of individual health-related behaviours. *Medical Care, 15*(5), supplement, 27-46.

11 Ajzen, I. (1991). The Theory of planned behavior. *Organizational Behavior and Human Decision Processes, 50*, 179-211.

12 太田 信夫(監修)竹中 晃二(編)(2017)．シリーズ心理と仕事 12 健康心理学　北大路書房

13 Prochaska, J. O., & Diclemente, C. C. (1983). Stages and processes of self-change of smoking: Toward an integrative model of change. *Journal of Consulting and Clinical Psychology, 51*(3), 390-395.

14 Prochaska J. O., & Velicer, W. F. (1997). The transtheoretical model of health behavior change. *American Journal of Health Promotion, 12*(1), 38-48.

<コラム>　健康心理学を活用する専門職 ── 体験談とメッセージ

♦ **A-7 管理栄養士・栄養士**

1 Contento, I. R., Randell., & J. S, Basch, C. E. (2002). Review and analysis of evaluation measures used in nutrition education intervention research. *Journal of Nutrition Education and Behavior, 34*, 2-25.

♦ **A-8 公認心理師**

1 Ponniah, K., & Hollon, S. D. (2008). Empirically supported psychological interventions for social phobia in adults: A qualitative review of randomized controlled trials. *Psychological Medicine, 38*, 3-14.

2 Stravynski, A., Arbel, N., Lachance, L., & Todorov, C. (2000). Social phobia viewed as a problem in social functioning: A pilot study of group behavioral treatment. *Journal of Behavior Therapy and Experimental Psychiatry, 31,* 163-175.

<コラム>　多職種連携の場における健康心理学 ── その活用，課題，可能性

♦ **B-4 学校**

1 文部科学省(2010)．生徒指導提要　教育図書

# 索 引

―――――― 人名索引 ――――――

**A**

Adler, P. S.　79
Ajzen, I.　157

**B**

Bandura, A.　156, 171
Bauman, A.　145
Beck, J.　151
Becker, M. H.　157

**D**

DiClemente, C. C.　159
Dreher, H.　175

**E**

Ellis, A.　151, 177
Erikson, E. H.　21

**F**

Fishbein, M.　157
Folkman, S.　142

**G**

Green, L. W.　154

**H**

Holmes, T. H.　142, 143
House, J. S.　43

**I**

Ivancevich, J.　177
Ivey, A. E.　148

**K**

Kreuter, M. W.　154

**L**

Lazarus, R. S.　142

**M**

Maslach, C.　177
Matteson, M.　177
Meichenbaum, D.　151
Miller, W. R.　150

**N**

Nakano, K.　143

**P**

Prochaska, J. O.　159, 175
Putnam, R. D.　174

**R**

Rahe, R. H.　142, 143
Rogers, C.　149
Rollnick, S.　150
Rosenstock, I. M.　156

**T**

Temoshok, L.　175

―――――― 事項索引 ――――――

**あ**

アクティベーション　48
アサーショントレーニング　70
アレルギー疾患患者　147

**い**

EAP(従業員支援プログラム)　147
e -ヘルス　93
意思決定のバランス　160
1型糖尿病　2
一次予防　110, 137
If-Then Plans　51, 127
異文化間食育　80
インシデント　126

**え**

ASD（急性ストレス障害）　46
ABC理論　103
SBIモデル　62
遠隔カウンセリング　88

**か**

介護サービス　118
介護疲れ　32
学生支援の3階層モデル　76
活動記録表　69
カルチャーショック　78
感情労働　107

**き**

気晴らし型コーピング　34
逆カルチャーショック　79
QOL　141
協同的経験主義　113

**く**

GROWモデル　152

**け**

計画的行動理論　157
ケースフォーミュレーション　111
ゲーミフィケーション　94
健康格差　137
健康寿命　137
健康職場モデル　56
健康心理アセスメント　140
健康心理カウンセリング　146
健康心理士　161, 163
健康日本21　137
研修医　107

**こ**

行動意図　158
行動計画　29
行動コントロール感　158
行動のきっかけ　157
行動変容ステージ　159
行動変容プロセス　159
行動療法　149, 150
公認心理師　165
コーチング　105

コーチング心理学　149, 151
心の傷（トラウマ）　46
コミュニティソーシャルワーク　36
コンサルテーション　82
コンプライアンス行動　25

**さ**

三次予防　137

**し**

G-ABCDEFモデル　152
自己効力感　156, 160
仕事の要求度－資源モデル（JD-Rモデル）
　65
実践のための知識　100
指導健康心理士　164
自動思考　111
主観的規範　158
情動焦点型コーピング　33
情動処理型コーピング　34
情報リテラシー　90
心身相関　11
信頼性　140

**す**

ステレオタイプ　61
ステレオタイプ脅威　61
Stop-Relax-Think　51
ストレスコーピング　33, 135, 143
ストレス反応　143
ストレスファーストエイド　115
ストレスマネジメント　46
ストレス免疫訓練　151
ストレッサー　11, 143
スマホ依存症　97

**せ**

成長仮説　149
生物医学モデル　134
生物心理社会モデル　134, 135
セルフ・コンパッション　66
専門健康心理士　163

**そ**

ソーシャルキャピタル　55
ソーシャルサポート　12, 34, 43
ソーシャルスキルトレーニング　70, 84, 90

ソーシャルネットワーク　34

**た**
対処計画　29
代替行動リスト　16
態度　158
タイプCパーソナリティ　135
タッチング　149
妥当性　141
Wカーブ仮説　79
短縮版STIRモデル　152

**ち**
チェンジ・トーク　150

**と**
動機づけのための知識　100
動機づけ面接　4
動機づけ面接法　150
トランスセオレティカルモデル　159

**に**
2型糖尿病　2
二次予防　137
認知行動コーチング　152
認知行動療法　149, 151
認知再構成法　112
認知された重大性　157
認知された脆弱性　157
認知的再評価型コーピング　33
認知療法　151

**は**
バーンアウト　65, 102, 118
パワーハラスメント　106

**ひ**
PTSD（心的外傷後ストレス障害）　46
PTG（心的外傷後成長）　48

**ふ**
フォーマティブリサーチ　144
不妊カウンセリング　19
PRACTICEモデル　152
プリシード・プロシードモデル（Precede-
　　Proceed model）　154
文化的バランスポイント　81

**へ**
ヘルスコーチング　153
ヘルスコミュニケーション　57
ヘルス・ビリーフモデル　156
ヘルスプロモーション　55, 56, 136, 154

**ほ**
ポジティブ心理学　152
ポジティブヘルス　136
ポピュレーションアプローチ　93

**ま**
マイクロカウンセリング　148
マインドフルネス　149
マインドフルネス瞑想　112

**み**
ミーニングフル・アクティビティ　51

**め**
メタステレオタイプ　61
メンタルヘルス・プロモーション（MHP）　51
メンタルヘルス・プロモーション行動　58

**ゆ**
ユイマール　55
Uカーブ仮説　78

**ら**
来談者中心療法　149

**り**
リバース・メンタリング　63
療育　37
リラクセーション　48

**れ**
レジリエンス　105, 135

**ろ**
論理情動療法　151

# 執筆者 (執筆順，＊は編集委員)

松田チャップマン　与理子＊（桜美林大学健康福祉学群）.................. まえがき，第一部 1-5, 4-2

畠中　香織＊（梅花女子大学看護保健学部）.............................. まえがき，第一部 7-6

山本　恵美子＊（愛知医科大学看護学部）................................ まえがき，第一部 7-7

石川　利江＊（桜美林大学大学院国際学術研究科）........................ まえがき，第二部　3

田中　共子＊（岡山大学社会文化科学学域）.............................. まえがき，第一部 5-2

東海林　渉（東北学院大学教養学部）.................................... 第一部 1-1

飯尾　美沙（関東学院大学看護学部）.................................... 第一部 1-2

神庭　直子（桜美林大学健康福祉学群）.................................. 第一部 1-3

山野　洋一（立命館大学 学生部 衣笠学生オフィス）...................... 第一部 1-4

割田　修平（合同会社どりいむ）........................................ 第一部 1-5

大木　桃代（文教大学人間科学部）...................................... 第一部 2-1

三浦　佳代（埼玉医科大学保健医療学部）................................ 第一部 2-2

坂東　美知代（東京医療学院大学保健医療学部）.......................... 第一部 2-3

山崎　幸子（文京学院大学人間学部）.................................... 第一部 3-1

長田　久雄（桜美林大学大学院国際学術研究科）.......................... 第一部 3-1

小俣　沙知（YMCA健康福祉専門学校）.................................. 第一部 3-2

山田　冨美雄（関西福祉科学大学心理科学部）............................ 第一部 3-3

竹中　晃二（早稲田大学人間科学学術院）................................ 第一部 3-4

島崎　崇史（東京慈恵会医科大学医学部）................................ 第一部 4-1

石川　智（桜美林大学大学院国際学研究科）.............................. 第一部 4-3

鈴木　文子（桜美林大学リベラルアーツ学群）............................ 第一部 4-4

堀田　亮（岐阜大学保健管理センター）.................................. 第一部 5-1

小関　俊祐（桜美林大学リベラルアーツ学群）............................ 第一部 5-3

北岸　有子（心理支援オフィスさくらてーぶる）.......................... 第一部 6-1

上地　広昭（山口大学教育学部）........................................ 第一部 6-2

北見　由奈（湘南工科大学工学部）...................................... 第一部 6-3

清野　純子（帝京科学大学医療科学部）.................................. 第一部 7-1

山蔦　圭輔（神奈川大学人間科学部）.................................... 第一部 7-2

伊藤　拓（明治学院大学心理学部）...................................... 第一部 7-3

金原　さと子（パロアルト大学臨床心理学部）............................ 第一部 7-4

奥田　訓子（桜美林大学総合研究機構）.................................. 第一部 7-5

本多　麻子（東京成徳大学応用心理学部）................................ 第二部　1

前場　康介　（跡見学園女子大学心理学部）........................................................ 第二部　2

片山　富美代　（桐蔭横浜大学スポーツ健康政策学部）............................................ 第二部　4


塚本　尚子　（上智大学総合人間科学部）........................................ コラム看護師　A-1

前田　初代　（日本大学薬学部）.................................................... コラム薬剤師　A-2

藤田　益伸　（神戸医療未来大学人間社会学部）.................... コラム社会福祉士　A-3

久保　義郎　（桜美林大学健康福祉学群）.................... コラム非営利団体・療育者　A-4

武田　清香　（東海大学医学部看護学科）........................................ コラム保健師　A-5

齋藤　真哉　（埼玉県立精神保健福祉センター）.................... コラム公務員・行政職　A-6

赤松　利恵　（お茶の水女子大学基幹研究院）.............. コラム管理栄養士・栄養士　A-7

嶋田　洋徳　（早稲田大学人間科学学術院）.................... コラム公認心理師　A-8

山口　光國　（セラ・ラボ [Therapy Laboratory Co., Ltd]）.................... コラム理学療法士　A-9

島袋　桂　（沖縄国際大学産業情報学部）........................................コラムコミュニティ　B-1

丸山　奈緒子　（アイシンク株式会社）.................................................. コラム企業　B-2

佐藤　浩信　（文化学園大学大学院国際文化研究科）........................................ コラム自治体　B-3

中村　修　（東北福祉大学総合福祉学部）.................................................. コラム学校　B-4

岸　太一　（京都橘大学健康科学部）.................................................. コラム病院　B-5


森　和代　（桜美林大学）.................................................................................. 巻末付録

● 用語解説 ●

上記執筆者および,

永峰　大輝　（桜美林大学大学院国際学研究科，東京女子医科大学医学部）

杉山　智風　（桜美林大学大学院国際学研究科，日本学術振興会特別研究員）

杉山　功　（盛岡大学栄養科学部）

江藤　佑　（さがまちコンソーシアム）

百瀬　太喜　（ドルカスベビーホーム）

薀原　孝枝　（帝京平成大学健康医療スポーツ学部）


＊各所属は発刊当時のものである。

## 松田チャップマン　与理子（まつだちゃっぷまん　よりこ）

2010年　桜美林大学大学院　博士後期課程単位取得満了

現　在　桜美林大学健康福祉学群教授　博士（学術）

〈主著・論文〉

ライフコースの健康心理学（共編著）　晃洋書房　2017 年

従業員−組織の関係性とウェルビーイング ──「健康組織」形成の視点から　晃洋書房　2018 年

ポジティブ心理学コーチングの実践（共訳）　金剛出版　2019 年

働く女性のヘルスケアガイド ── おさえておきたいスキルとプラクティス（分担執筆）　金剛出版　2022 年

Well-being of Japanese women in midlife: An investigation of work engagement, purpose in life, and psychosomatic health. *Journal of Health Psychology Research*, *30*(Special_issue), 143-152.　2018 年


## 山本　恵美子（やまもと　えみこ）

2018年　岡山大学大学院社会文化科学研究科　博士後期課程修了

現　在　愛知医科大学看護学部准教授　博士（文化科学）

〈主著・論文〉

健康心理学事典（分担執筆）　丸善出版　2019 年

応用心理学ハンドブック（分担執筆）　福村出版　2022 年

看護学生の正確な指示受けのためのソーシャルスキルトレーニング（共著）　応用心理学研究, *44*(1), 70-80.　2018 年

若手看護師の指示の出し受けスキル尺度における信頼性と妥当性（共著）　*Journal of health psychology research*, *32*(1), 21-29.　2020 年

# 編　集

**日本健康心理学会**（The Japanese Association of Health Psychology）

1988 年設立。本会は，「健康心理学に関する研究を推進し，その成果の普及に貢献すること，及び会員相互の知識の交流と理解を深めること，並びに内外の関連学会との連携共同を行うことにより，健康心理学の進歩普及を図り，もって我が国の学術の発展に寄与すること」（本会定款第 3 条）を目的としている。

ホームページ：https://kenkoshinri.jp/index.html

## 実践！　健康心理学
—— シナリオで学ぶ健康増進と疾病予防 ——

| | |
|---|---|
| 2022 年 11 月 10 日　初版第 1 刷印刷 | 〈検印省略〉 |
| 2022 年 11 月 20 日　初版第 1 刷発行 | 定価はカバーに表示してあります。 |

編　集　　**日本健康心理学会**

発 行 所　　㈱　北 大 路 書 房
〒 603-8303　京都市北区紫野十二坊町 12-8
電　話　（075）431-0361㈹
Ｆ Ａ Ｘ　（075）431-9393
振　替　01050-4-2083

ⓒ 2022
印刷・製本／創栄図書印刷 ㈱
装幀／野田和浩
落丁・乱丁本はお取り替えいたします。

Printed in Japan
ISBN978-4-7628-3207-9

## 行動変容を促す
## ヘルス・コミュニケーション
### 根拠に基づく健康情報の伝え方

C. エイブラハム, M. クールズ（編）
竹中晃二, 上地広昭（監訳）

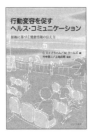

B5 判・208 頁・本体 3600 円＋税
ISBN978-4-7628-3034-1　C3047

健康行動を促す情報を提供する機会は種々あるが, 実際に行動を変容させることは難しい。健康づくりや生活習慣病の予防を促す伝え方の工夫や実践的で科学的な根拠に基づく資料づくりを行うためのポイントを詳細にガイドする。

## ポジティブ心理学を味わう
### エンゲイジメントを高める
### 25 のアクティビティ

J. J. フロウ, A. C. パークス（編）
島井哲志, 福田早苗, 亀島信也（監訳）

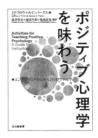

A5 判・248 頁・本体 2700 円＋税
ISBN978-4-7628-2988-8　C1011

ポジティブ心理学の全体像を掴み, その神髄に触れる実践活動を厳選。この領域の第一人者が, 勇気, 謙遜, 共感性, 感謝, 希望といった概念を, 現実世界の実践と繋げて理解できるよう促す。

## 代替行動の臨床実践ガイド
### 「ついやってしまう」「やめられない」の
### 〈やり方〉を変えるカウンセリング

横光健吾, 入江智也, 田中恒彦（編）

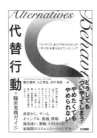

A5 判・272 頁・本体 2800 円＋税
ISBN978-4-7628-3191-1　C3011

夜更かし, ギャンブル, 飲酒, 風俗通い, リストカット, 家族間のコミュニケーション不全……。問題行動を減らし「望ましい行動」を増やすためのノウハウを紹介。

## 〈ふれる〉で拓くケア
## タッピングタッチ

中川一郎（編著）

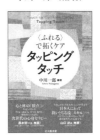

A5 判・272 頁・本体 3000 円＋税
ISBN978-4-7628-3206-2　C3011

ゆっくりやさしく〈ふれる〉ことが生み出す癒し, 気づき, 関係性への働きかけ。誰でも簡単にできるホリスティック（統合的）なケアの魅力を, 心理, 教育, 医療, 看護, 福祉など対人支援の現場で活躍する専門家たちが豊富な事例で語る。